MÉDECIN D'URGENCES

Marc Magro

MÉDECIN D'URGENCES

Un témoignage émouvant et intense,
au plus près de l'action

FIRST
Editions

ISBN : 978-2-7540-5191-0
Dépôt légal : juin 2013

Direction éditoriale : Marie-Anne Jost-Kotik
Édition : Charlène Guinoiseau
Correction : Jacqueline Rouzet
Mise en page : Stéphane Angot
Couverture : Hokus Pokus
Imprimé en France par CPI Firmin Didot (117321)

Éditions First-Gründ
60, rue Mazarine
75006 Paris – France
Tél. : 01 45 49 60 00
Fax : 01 45 49 60 01
E-mail : firstinfo@efirst.com
Internet : www.editionsfirst.fr

À Micheline, ma logeuse,
qui, en ouvrant sa porte, est aussi devenue une amie.
J'ai pu passer chez elle une partie de mes études
de médecine, sereinement. Il y a déjà trente ans…

À mes parents qui m'ont donné sans compter.

À mes professeurs qui ont encouragé ma curiosité.

Sommaire

Avant-propos

On l'imagine en super-héros, sauvant des vies, défiant la mort, affrontant la misère et l'horreur. Il court d'un malade à l'autre dans une espèce de jungle terrible que sont les services d'urgence, saute dans une voiture rouge ou blanche, repart dans une ambulance avec panache, sirènes hurlantes, après avoir décroché le pendu, ramassé le défenestré, réanimé l'accidenté de la route, le noyé, le brûlé… La liste est longue.

« Vous devez en voir de toutes les couleurs, docteur ? »

« Oui et non », vous dirait le médecin urgentiste. Ce sont souvent les mêmes couleurs, plutôt sombres, tachées d'angoisse, les mêmes inquiétudes qui se lisent sur les visages, les mêmes attentes. « C'est grave ? Vous pensez qu'il va s'en sortir ? » Il répondra d'abord ce que la science lui a enseigné, se réfugiera peut-être derrière la prudence, dira qu'il faut attendre, être patient. Il y a parfois des surprises. De vraies surprises…

Mais en dehors de ses connaissances théoriques, en dehors des mots qui dressent son savoir, il lui faudra trouver aussi les mots de tous les jours, ceux qui apaisent, rassurent, éclairent, ne mentent pas. C'est son expérience et sa sensibilité qui devront parler.

Vous êtes-vous déjà arrêté en pleine rue devant un attroupement créé par un accident ? Les gyrophares tournent. Les pompiers sont là, la police et le Samu aussi. L'agitation est à son comble autour d'une ou plusieurs victimes. Vous êtes un peu trop loin et déjà sur la pointe des pieds, vous ne voyez pas vraiment, vous aimeriez savoir ce qui vient de se passer. Qu'on vous dise au moins quelque chose !

Autour, les gens parlent. *Il allait très vite. Ça a fait un bruit énorme. Vous croyez qu'il est vivant. Ça a l'air grave.*

Et là, d'un coup, vous sentez votre cœur s'accélérer. Une question vient de vous ébranler. *Est-ce que... ? Non, personne n'a de moto dans la famille. Ouf !* Et pourtant, vous restez. Vous êtes attiré, indécrochable, stressé, parce que c'est toujours une histoire de vie et de mort. La même histoire. Mais ici, le drame est en direct. Il y a d'un côté la moto, d'un autre le corps ou ce que l'on en devine. L'émotion est plus forte que derrière un écran.

La police vient finalement vous dire de ne pas rester là. Vous réalisez votre côté voyeur. Ce n'est pas ça qui vous gêne. Vous seriez bien resté...

Vous rentrez chez vous. Vous allumez la télé. Dommage ! Les infos ne parlent pas de ce qui vient de se passer. Vous vous dites que la vie du motard n'est peut-être pas en danger. Vous vous êtes inquiété pour rien. Vous zappez. Du moins vous essayez, mais c'est l'heure du feuilleton médico-sentimental américain. L'action se situe aux urgences. On n'en sort pas.

Alors qui sont ces médecins qui prennent le devant de la scène ?

Cerner le médecin urgentiste n'est pas une mince affaire. Empaumer un étendard commun qui représenterait la profession n'est pas moins épineux.

En France, n'est cardiologue que celui qui a son diplôme de cardiologie.

Pour l'urgentiste, depuis quelques années, le flou existe un peu moins.

Un nouveau diplôme est apparu. Il vient enfin estampiller la médecine d'urgence comme une spécialité médicale. Ce qui n'uniformise pas pour autant le statut de ceux déjà en place. Affaire à suivre…

En pratique, on peut distinguer, dans les médecins qui répondent aux urgences (réelles ou ressenties), les libéraux qui travaillent dans des associations comme SOS Médecins ou Médecins de garde, ceux qui exercent dans un service d'urgence (public ou privé), ceux qui interviennent en pré-hospitalier avec une équipe mobile (médecins du Samu, médecins pompiers professionnels ou volontaires).

Les puristes vous diront que c'est plus compliqué.

C'est vrai, mais là n'est pas mon propos.

Depuis que je me suis mis à écrire des romans, on m'a suggéré plusieurs fois de raconter mes anecdotes d'urgentiste. Des lecteurs, des auteurs et même des éditeurs m'ont sollicité en me demandant ce que j'attendais pour témoigner.

J'ai répondu que j'aimais écrire pour le côté créatif, l'immersion dans l'imaginaire. Tout, sauf la retranscription factuelle du quotidien.

On m'a fait alors remarquer que mes romans côtoyaient, sans exception, le milieu médical et que dans la trilogie des *Verne*, le personnage principal était urgentiste. J'aurais eu du mal à ne pas m'en apercevoir, même si l'écriture peut vous jouer des tours quelquefois, vous laisser sur le bord d'un quai sans que vous ayez vu le train passer. Car le roman mêle, entremêle les sens, cache, dévoile, évoque toutes sortes de vérités dont on ne prend la mesure parfois qu'après maintes relectures.

Bref ! Je ne sais pas où me conduira l'écriture de ces récits. « Les gens adorent le sensationnel », m'a-t-on dit avec euphorie. « Ils veulent avoir peur, pleurer, frissonner, rire si c'est possible, et qu'à la fin tout se termine bien. Ton job est génial pour ça. — Sûrement », ai-je répondu un peu décontenancé par ce cliché de feuilleton américain. La foule en liesse ne réclame-t-elle pas sa dose cathartique chaque semaine, du fond de son canapé ? Elle veut vivre la vie des gens, leurs drames, sans prendre de risque. Une façon de se préserver en ayant quand même une certaine empathie.

En vingt ans d'exercice, du sensationnel qui se termine bien ou qui finit mal, ça vous marque. Mais ne faisons pas l'amalgame entre un quotidien et une succession d'anecdotes, entre la vision d'un seul médecin et celle de chacun dans une même profession, même si toute coïncidence ou ressemblance avec des situations réelles et des personnages existants ne saurait être complètement fortuite.

La vie ne tient qu'à...

Il a 17 ans.

Les pompiers ont retrouvé le jeune homme allongé sur le canapé du salon en arrêt cardio-respiratoire. Ils ont débuté le massage cardiaque depuis moins d'une minute.

C'est le père qui a appelé les secours : « Je crois que mon fils ne respire plus. »

Nous arrivons en renfort avec l'infirmière et le conducteur. Perfusion, adrénaline, intubation, sonde gastrique. Les gestes habituels. Les pompiers continuent le massage.

Le père est debout dans la pièce, derrière nous, il regarde vaguement nos gestes. Je lui demande ce qui s'est passé. « Il a fait la bringue toute la nuit. Il est rentré quand je me levais. Puis j'ai entendu un drôle de bruit dans le salon, comme une grosse respiration. » Je comprends qu'il a dû convulser, mais ce n'est que la partie visible de l'iceberg. « Prend-il de la drogue ? Des médicaments ? Fume-t-il ? S'est-il plaint de maux de tête, de douleur dans la poitrine ? Il a des antécédents médicaux, cardiaques ?... » J'essaye de trouver une piste qui pourrait expliquer cet arrêt brutal.

Le père répond *non* à toutes les questions. Il est figé, le regard obnubilé sur le corps de son fils, allongé par terre, au milieu de la pièce. Il semble ne rien comprendre de l'agitation qui nous anime. Pour lui, nous sommes là comme des automates dans un film de science-fiction. Il y a celui qui tient la perfusion. Celui qui « ballonne » pour insuffler de l'air. Le troisième qui masse en effectuant des compressions rapides sur le thorax.

L'infirmière injecte de l'adrénaline à intervalles réguliers. Le conducteur fait l'interface entre toutes nos demandes.

Les premières vingt minutes sont passées sans qu'on s'en rende compte. C'est normal. C'est un moment techniquement très actif.

La suite va être plus compliquée s'il ne se passe rien.

Pour l'instant l'enregistrement cardiaque ne montre aucune activité spontanée.

Ce n'est pas de bon augure. D'autant que le jeune homme est resté en arrêt circulatoire dix minutes, entre l'appel du père et notre arrivée. Temps incompressible, vu la distance. Dans quel état est son cerveau ? Que va-t-on récupérer comme zombie si son cœur repart ? Je ne peux pas éluder ces questions. Quel médecin ne se les poserait pas ?

Le jeune âge du patient ne facilite rien non plus. Y a-t-il une durée spécifique de la réanimation ? Combien de temps doit-on masser, combien de milligrammes d'adrénaline doit-on lui injecter pour estimer qu'on lui a donné toutes ses chances ? Il n'y a pas de règle formelle, de réponse précise, de minutage exact, de milligramme incontestable pour dire : *on arrête*. Nous sommes seuls juges pour décider de poursuivre ou de stopper. Certes, il y a des recommandations, un faisceau objectif d'arguments mais il y a aussi notre expérience, notre sensibilité et peut-être notre intuition.

Que dire au père ? Il est silencieux. C'est trop tôt pour dire que rien ne redémarre.

Après vingt-trois minutes de massage et d'adrénaline, le scope (ce qui enregistre l'activité électrique cardiaque) montre une activité anarchique mais une activité. Il faut immédiatement « choquer », c'est-à-dire délivrer sur la poitrine du patient un courant électrique à l'aide de palettes. C'est le seul moyen d'interrompre cette anarchie, en espérant que le cœur redémarre ensuite normalement. C'est ce que nous faisons.

Le corps du jeune homme s'arc-boute sous la décharge. Le père ne dit rien. Il regarde. Aucune émotion ne transparaît sur son visage. Je lui explique. Il ne répond pas. Il me dit qu'il faut avertir sa mère. Les parents sont divorcés.

L'équipe a les yeux rivés sur le scope. Tout est plat, c'est long à démarrer.

Soudain, on voit une activité cardiaque à peu près normale. On sent les pouls carotidiens battre sous nos doigts. On en sauterait de joie, mais il faut attendre un peu pour être sûrs.

Malheureusement, cela ne tient pas. Au bout d'une minute le cœur s'arrête à nouveau. Nous recommençons les mêmes gestes. L'équipe est silencieuse, concentrée.

Les pompiers se remplacent tour à tour pour pratiquer le massage cardiaque. Cela demande un effort physique.

Rapidement une autre activité anarchique apparaît sur l'écran du scope. Nouvelle décharge électrique avec les palettes. Puis nouvel espoir mais non… Il faut masser encore, encore, encore puis choquer, choquer, choquer…

Entre-temps, l'infirmière a passé d'autres drogues dans la perfusion.

Le scénario ne s'arrête plus. Les minutes tournent. J'en oublie le père derrière moi. Nous en sommes à quarante-huit minutes de réanimation. Je voudrais pauser un instant. Que puis-je faire de plus ? Peut-être annoncer que tout est fini. Et puis son cerveau sans oxygène, est-ce que j'ai pensé à son cerveau ? Mais chaque fois, il y a cette activité anarchique qui débarque sur l'écran. « Encore un dernier choc. » Le conducteur se moque de moi gentiment : « Oui, le dernier. » C'est bien la cinquième fois que je répète la même phrase. Nous en sommes à vingt chocs délivrés. C'est énorme. Je ne suis jamais allé jusque-là. Je ne voudrais pas qu'on pense que… Non ce n'est pas de l'acharnement. Je me sens obligé de continuer.

L'infirmière me confirme que nous n'avons plus d'adrénaline. Les cinq ampoules sont passées. Soit 25 mg en tout, un milligramme toutes les deux minutes environ. En quantité, c'est un record pour moi. Il faut peut-être arrêter. Est-il nécessaire que je demande qu'on nous apporte d'autres ampoules ?

À ce moment-là, j'ai l'impression d'être seul avec ce jeune homme. Tout a disparu autour de moi. Je ne vois plus que lui. Et une phrase intérieure me traverse : *Je ne peux pas le laisser là, par terre, au milieu du salon.*

Pourtant il me suffirait de dire *stop*, et tout s'arrêterait. Cela pourrait être si facile mais c'est horriblement difficile. Pendant que les pompiers massent encore, je refais un bilan intérieur. Je n'ai rien à me reprocher. J'ai largement dépassé le temps, les doses, les chocs. Et puis quel temps, quelles doses, quels chocs ? J'ai fait ce qui m'a semblé bon, merde !

Et si c'était mon fils ? Tiens ! voilà que ça sort maintenant, au bout de cinquante minutes de réanimation.

« On choque une dernière fois. C'est vraiment la dernière. » Le conducteur me sourit. Il ne fait pas de commentaire. J'ai l'impression de serrer les palettes en y mettant toute ma rage de vivre. C'est bien la première fois que cela m'arrive. J'en deviendrais presque superstitieux.

Le choc est délivré, je lâche les palettes. Calme plat sur le scope.

Puis, comme à la vingt-troisième minute, une activité électrique cardiaque apparaît, à peu près normale. C'est seulement la deuxième fois que cela arrive depuis le début de la réanimation. On vérifie, les pouls sont là. Le cœur bat. J'y crois sans y croire. Je me redresse. Cela va-t-il durer ? C'est bien là la question.

Alors qu'il y a deux secondes j'aurais sauté de joie en sachant que son cœur redémarre, maintenant j'ai un doute sur tout.

Si son cœur s'arrête à nouveau, va-t-on encore recommencer ? Cinquante minutes de réanimation, c'est assez. Et puis son cerveau ? On a peut-être fait tout ça pour rien. Les séquelles peuvent être terribles parfois.

J'attends de parler au père. Je ne peux lui faire ni de vraies ni de fausses promesses.

Voilà trois minutes que le cœur de son fils bat toujours. C'est quand même incroyable. Je commence à être sur un nuage. La tension et l'attention nerveuse y sont certainement pour quelque chose. Mais le plus fort c'est de penser qu'un choc de plus a suffi et qu'un choc de moins aurait été fatal.

Il faut maintenant endormir complètement le jeune homme, provoquer un coma artificiel, obtenir une activité cérébrale minimale pour mettre le cerveau au repos. Il a forcément souffert d'un manque d'oxygène.

Le père m'écoute. Je crois qu'il n'a pas réalisé la gravité de la situation. Rien n'est gagné mais, pour lui, le cœur de son fils bat, c'est l'essentiel. On verra pour le reste, après.

Il est préférable d'évacuer le jeune homme par l'extérieur, en l'occurrence la grande échelle, en passant par le balcon. Il habite au quatrième étage et vu le volume de matériel de réanimation dont il a besoin, l'évacuation par la cage d'escalier sera forcément longue et difficile. Cependant, depuis quelques années, il n'y a plus de place pour le médecin dans la nacelle au bout de l'échelle (question de poids).

Le patient sera donc seul sur le brancard, avec un pompier à ses côtés, en sachant qu'il faut compter au moins deux minutes de descente pendant lesquelles je ne peux absolument pas intervenir s'il y avait le moindre problème.

Nous croisons les doigts pour que tout se passe bien. Et tout se passe bien.

On récupère le jeune homme en bas. Son cœur est stable mais il ne faut pas traîner.

Le service de réanimation médicale est ce qu'il y a de mieux pour lui. Nous avons une place et sommes attendus. Encore quinze minutes de trajet avant d'arriver.

Je suis content d'être à l'hôpital, d'avoir un relais. L'équipe qui le prend en charge comprend tout de suite que le patient revient de loin. Pour l'instant, l'origine de l'arrêt cardiaque reste inconnue. Ce sont les examens complémentaires qui vont orienter le diagnostic.

Nous quittons le service de réanimation. Je prends le numéro de téléphone de mes collègues. J'appellerai dans l'après-midi ou demain.

Les pompiers sont satisfaits. Je tempère leur joie. *Attendons. Ce serait un petit miracle qu'il s'en sorte.*

Dans l'après-midi, l'origine purement cardiaque de son malaise se confirme. L'échographie a apporté des éléments dans ce sens. Il n'y a pas de malformation cérébrale visible sur le scanner.

Le surlendemain, je rappelle de chez moi. Le patient est réveillé. Il mange dans son lit. Il n'a aucun problème moteur. Il répond aux questions simples.

J'appelle alors l'équipe des pompiers qui était sur l'intervention pour dire que le miracle a eu lieu. C'est une grande satisfaction pour tout le monde. Une récompense aux efforts de chacun.

Quinze jours plus tard j'apprends par une collègue, médecin au Samu, que le jeune homme avait bien une pathologie cardiaque dont il a été opéré. Il est sorti d'affaire. Les seules séquelles qu'il ait sont des troubles de la mémoire immédiate.

Je n'ai jamais revu le jeune homme. Dommage !

Nous n'avons reçu aucun remerciement de la part de la famille.

C'est curieux, mais ce n'est pas la première fois.

Quelles en sont les raisons ? Le déni de la gravité, puisque tout se termine bien ? La nécessité d'oublier, d'effacer au plus vite un moment traumatique ?

Remercier, c'est s'engager à reconnaître…

Est-il possible qu'on puisse manquer de mots ? Je le crois. Dans certains cas, les patients et la famille peuvent ressentir une dette énorme. Les mots deviennent alors dérisoires.

Pour répondre à ce manque, nous nous disons intérieurement que nous faisons notre métier. Mais nous vivons parfois des moments exceptionnels qu'il est bon de reconnaître. Ces moments nous unissent, renforcent notre volonté de cohésion, notre confiance.

Dans les jours qui ont suivi, j'ai reçu la gentille lettre d'une dame pleine de gratitude qui me remerciait pour la prise en charge de sa maman âgée de 84 ans dont je m'étais occupé. Elle en profitait aussi pour rendre hommage, dans son courrier, à la mère qu'elle avait perdue.

Cette patiente, aux antécédents cardiaques chroniques, avait fait un malaise dans la rue, juste devant sa porte. Mais le malaise avait rapidement évolué en arrêt cardiaque.

Malgré une réanimation dans des délais très convenables, la patiente était décédée.

Il arrive assez souvent d'être remercié alors que l'issue est fatale.

Cela pourrait paraître paradoxal mais dans ces situations d'urgence, nous sommes souvent les derniers témoins.

Ce sont parfois des situations critiques, brutales, désespérées où nous sommes surtout utiles pour notre présence, pour l'accompagnement dans les dernières minutes, le petit geste, le petit mot, le petit regard d'empathie avant de devoir signer le certificat de décès et de refermer la porte derrière nous.

Accrochez-vous. Ne sautez pas...

Quand dans une même journée on a vu le septuagénaire pendu dans son jardin que l'épouse découvre en revenant des courses, qu'on a réanimé sans succès le sexagénaire qui venait d'arriver en vacances et qui meurt noyé deux heures plus tard après avoir fait vingt mètres dans l'eau, qu'on a tenté de sauver le quinquagénaire sportif qui sort sa Vespa du garage et s'effondre brutalement, on n'a pas vraiment envie de voir à 21 heures, après un dimanche déjà bien rempli, un homme de 48 ans prendre son envol du cinquième étage pour aller s'écraser sur les voitures bien garées, quinze mètres plus bas.

Il est de l'autre côté de la rambarde. Il se tient d'une main, un pied dans le vide, le regard braqué sur le sol.

Le match de foot à la télé ne fait pas l'unanimité. Il y a du monde au balcon. Le spectacle est dans la rue. Il menace de sauter. Des voitures se sont arrêtées. Les gens lèvent la tête. Je redoute la chute.

La dernière fois, le jeune homme de 19 ans a plongé du rebord de la fenêtre, après une demi-heure de discussion-négociation avec un policier pendant que l'équipe de pompiers essayait de rentrer dans l'appartement le plus discrètement possible pour le maîtriser.

J'ai horreur de ce bruit sourd, des corps disloqués, éclatés, immobiles, figés dans une dernière position, qui regardent souvent le ciel, les yeux vides. Non, non et non. Qu'on m'épargne la chute, ce moment, ces secondes où on sait d'avance que c'est terminé s'il lâche, s'il se jette. Car son sort est fait. Le vide est insoutenable, au sens littéral.

Au-delà du troisième étage, la hauteur est l'ennemi principal.

On aimerait fermer les yeux pour ne pas voir l'instant final. Mais quelque chose nous retient, nous pousse à regarder jusqu'au bout. Je veux bien croire au miracle. Peut-être qu'eux aussi. Mais ce n'est pas le quotidien.

Il y a de plus en plus de monde aux balcons. Quelle image, quel souvenir garderont-ils s'il saute ? Mon travail maintenant, c'est de monter les cinq étages, d'accéder à l'appartement d'à côté, chez le voisin, et de passer la tête de l'autre côté du muret qui sépare les deux terrasses pour parler à cet homme, entrer dans sa vie, le retenir avec des mots. Des mots, oui. Si les mots peuvent faire quelque chose… En tout cas je n'ai rien d'autre.

Personne ne veut le voir tomber. C'est clair. C'est un traumatisme pour tous. Et pourtant, en bas, quelqu'un dira : « Qu'il saute et qu'on en finisse. »

Je la connais cette violence. Elle dit ce qu'il y a d'insupportable. Parce qu'il peut sauter à tout moment. Et s'il saute, il faudra bien se faire à l'idée qu'on aura été impuissant à empêcher le choix d'un homme. Alors, chacun se débrouille comme il peut, anticipe, imagine, prévoit le pire d'emblée. C'est une façon d'amortir le choc, d'essayer d'accepter la fatalité.

J'ai choisi de monter les cinq étages à pied. L'ascenseur, c'est trop rapide. J'ai besoin de réfléchir. Non, surtout pas. Qu'est-ce que je ressens ? C'est sûrement plus important. Est-ce qu'on nous apprend à dire ce qu'on ressent ? Nous, on fait des diagnostics.

Le rythme des marches m'aide. Je ne veux pas qu'il tombe, je n'ai pas envie de voir l'horreur, je ne veux pas qu'il tombe, je n'ai pas envie de voir l'horreur. Il faut que je le lui dise. Il faut qu'il l'entende.

J'y suis.

C'est impressionnant. Toujours impressionnant, quelqu'un au bord du désespoir, si proche du danger, de la fin, qui tient encore d'une main mais qui hésite. De quoi aurais-je besoin, moi, si j'étais dans son cas ?

Je me présente et lui demande son prénom. Il regarde le vide. J'espère qu'il a peur. « Monsieur, s'il vous plaît, regardez-moi. Je n'ai vraiment pas envie de vous voir tomber, personne n'a envie… Personne, non personne n'a envie de vous voir écrasé contre les voitures, en bas, en morceaux. Vous comprenez ? Quel est votre prénom ? » Ma voix donne le ton. C'est un mélange d'autorité et de supplication. « Allez, regardez-moi. » Il lève la tête. « Vous ne m'avez pas dit votre prénom ? — Bernard », murmure-t-il. « Qu'est-ce qui se passe Bernard ? Mettez les deux mains sur la rambarde. C'est mieux pour parler. — J'ai mal, j'ai mal », dit-il. « Où ça ? — Partout, j'ai mal partout. Il faut que ça cesse. Je veux en finir. »

D'un coup il lâche la main qui le tenait. « Non. » J'aboie presque. Le store bleu, au-dessus de la terrasse est descendu au maximum et le retient de justesse par l'épaule. « Accrochez-vous, Bernard, ne me faites plus ça, s'il vous plaît. » J'entends les cris s'il venait à tomber. « Vous avez des enfants ? — Deux petites filles. — Comment elles vivraient de vous voir écrasé en bas ? — Elles ne verront rien. — Elles le sauront, elles imagineront, c'est peut-être pire. Vous les aimez. » Il respire bruyamment, il se retient de pleurer. « Si on allait parler de l'autre côté ? »

En bas, l'échelle des pompiers se déploie. Elle monte. Il la voit monter. Il faut que je le tienne encore. « Bernard, s'il vous plaît. — Je ne suis plus rien. J'ai perdu mon travail. Mon ex-femme m'empêche de voir mes filles. Dans un mois je suis à la rue, expulsé. — J'en ai vu des gens sur le point d'être expulsés, comme vous, prêts à se jeter. Ça se résout toujours. Pas besoin de mourir pour ça. »

L'échelle approche. Il y a un pompier dans la nacelle : « Regardez, on est là pour vous aider. » Ça s'agite derrière moi. Un autre pompier est prêt à escalader le muret de la terrasse. « On va venir tout près de vous, vous êtes d'accord Bernard ? Vous avez pris des médicaments ? — Oui. — Quoi ? — Des trucs pour dormir, deux boîtes. — De l'alcool ? — Non. »

La nacelle au bout de l'échelle est presque à sa hauteur. Le pompier a écarté les bras et s'accroche aux barreaux de la rambarde en entourant le patient, sans le toucher pour l'instant, juste ce qu'il faut pour espérer le rattraper au cas où il aurait encore envie de sauter. « C'est bien Bernard. Restez accroché, c'est ce qu'il faut faire. » Deux pompiers ont escaladé le muret et sont passés sur la terrasse. Ça y est, ils le tiennent.

Dans l'appartement, je m'approche de lui. Il est assis sur le canapé dans l'obscurité. Je pose ma main sur son épaule. Il lâche tout et il pleure. Il a des yeux bleus et perçants. Nous aussi, nous soufflons. Ce n'est pas sans émotion.

Avant d'aller à l'hôpital, j'ai proposé au patient de prendre des photos de ses filles et de les emmener avec lui. Il a mis un peu de temps pour choisir et en a pris quatre. Elles sont magnifiques, ses filles.

Dix minutes plus tard, la police refermait l'appartement. La porte claquait, laissant derrière elle une histoire déjà maintes fois vécue mais jamais banale.

De loin, dans la rue, aux fenêtres, on se souviendra qu'il n'y a pas eu de mort. Un peu d'agitation peut-être. La grande échelle, c'est toujours impressionnant.

En tout cas, drame ou pas drame, ce soir-là la France a perdu. Comme cela a été terrible pour certains.

Une coupe de champagne ?

Si je compare ces dix dernières années avec les dix autres précédentes, je remarque dans ma pratique un nombre croissant d'interventions pour mort subite chez des hommes jeunes, entre 30 et 50 ans.

Le rythme et les conditions de travail ont-ils changé ? Le stress, l'angoisse, l'inquiétude, la pression. Ce sont des mots qui reviennent souvent dans la bouche des patients, surtout dans cette tranche d'âge. La performance, la rentabilité, l'instabilité, l'incertitude, tout s'entremêle et pèse assez lourd dans la balance. C'est un risque cardio-vasculaire non négligeable.

Il est minuit et nous partons dans un grand hôtel qui organise des fêtes et des cérémonies. Au premier étage il y a une soirée costumée. On croise dans un couloir, un punk à crête rouge, une écuyère, un abbé, deux femmes aux cheveux rasés, treillis militaire, version camouflage. Elles nous sourient. « Vous aussi vous êtes déguisés ? »

Nous sommes six pompiers, plutôt pressés, pas vraiment de la fête.

Quand on pousse la porte de la chambre au milieu du couloir, on trouve par terre sur la moquette le corps nu d'un homme déjà bien bleu et un peu d'excréments sur les draps. La dame a essayé de faire un massage cardiaque. Mais elle ne savait pas. Elle a réussi quand même à tirer le corps du lit pour le mettre au sol. C'est le médecin régulateur du Samu qui lui a dit par téléphone de faire comme ça et d'essayer d'appuyer sur sa poitrine en attendant que les pompiers arrivent.

En fait, elle n'a pas appelé tout de suite les secours. Elle a attendu. Elle a d'abord paniqué. Elle est la maîtresse du monsieur depuis deux ans. « On s'adorait », dit-elle en pleurant. Ils se voyaient le samedi en général. Elle le voyait plus que sa femme d'ailleurs. Un VIP, c'est très occupé, ça sillonne la France, ça voyage, ça ne rentre pas toujours à l'heure, *business* oblige. Mais voilà…

Ils faisaient l'amour quand d'un coup… Il s'est raidi, il ne répondait pas, sa tête est partie en arrière, il avait les yeux gonflés, il bavait. Et tout son corps s'est mis à trembler. Raide, raide, raide. Puis ça s'est terminé. Il ne respirait plus. Il ne bougeait plus. Elle l'a secoué dans tous les sens. Elle l'a frappé dans le dos. Il était sur elle, incroyablement lourd. Elle a même crié à un moment mais personne n'entendait. Dans le couloir la musique était trop forte.

« Qu'est-ce que je vais faire, qu'est-ce que je vais dire ? »

Nous avons remis le corps sur le lit et l'avons recouvert d'un drap propre.

Le temps que nous arrivions : dix minutes. Le temps qu'elle appelle le Samu : dix minutes. Le calcul est vite fait, en tout : vingt minutes. Aucune chance.

Il avait 50 ans, une femme, trois enfants, une maîtresse et un bon job qu'il n'aurait lâché pour rien mais un job prenant, trop stressant apparemment.

— Des douleurs ? Il vous a dit s'il avait eu des douleurs dans la poitrine, le bras gauche ou la mâchoire ?

— Quelques douleurs de temps en temps. Il voulait consulter. Je lui disais d'aller consulter. Mais il n'avait pas le temps. Le temps, le temps, c'était son leitmotiv. Comment ça va se passer, docteur ? Il va falloir que quelqu'un appelle sa femme.

— C'est la police qui va s'en occuper.

— La police, il ne manquait plus que ça. Je ne l'ai pas tué.

— Je sais, je sais.

J'aimerais voir le patron ou le gérant de l'hôtel, lui expliquer.

Je ne sais pas où il se trouve. C'est un employé qui nous a montré le chemin.

Nous descendons au rez-de-chaussée par un autre escalier et tombons sur un mariage. Les invités dansent dans la salle. La musique est particulièrement forte. C'est l'immortelle chanson de Claude François : *Alexandrie, Alexandra.*

Au milieu de la piste, la mariée sautille sous ses voiles. *Voiles sur le Nil.*

Ça me paraît d'un coup surréaliste ces gens heureux, à peine un escalier plus bas. Ces lumières dans les yeux, ces spots de toutes les couleurs qui flashent. *Barracuda. Je te mangerai crue si tu ne reviens pas.*

La mariée connaît la chorégraphie par cœur. Tout le monde la suit, même les mamies de la famille imitent les gestes avec application.

On s'arrête un instant, médusés, on regarde ce spectacle. *Les sirènes du phare d'Alexandrie chantent encore la même mélodie, ouah, ouah, ouah !* Est-ce possible ? Comment ne pas sourire ?

Le père de la mariée nous a repérés. Il fonce sur nous, il est un peu éméché. « Ah les pompiers ! Heureusement qu'ils sont là, ils sauvent des vies. Vous allez bien trinquer avec nous ? Ce n'est pas tous les jours qu'on marie sa fille. Allez, champagne. Vous êtes mes invités. »

J'essaie de rester sérieux. C'est totalement cocasse. Le bonheur des uns c'est aussi d'ignorer le malheur des autres.

Le père de la mariée essaye de nous raconter quelque chose. Il est quand même pas mal éméché, volubile et jovial…

Au bout de trente secondes je n'écoute plus, je cherche le patron. Je ne peux pas partir sans l'avoir vu. J'attrape une employée qui me dit qu'il arrive. Nous nous éloignons un peu et attendons au bar.

Des assiettes avec des choux à la crème et de la nougatine sont posées devant nous. « Il faut prendre des forces, les amis, la nuit est longue. » Le père de la mariée est allé chercher sa fille. Il aimerait bien qu'on fasse une photo de famille avec elle devant la pièce montée. C'est ahurissant. On peut passer d'un monde à l'autre en quelques secondes. C'est dire aussi l'image forte et positive de l'uniforme que nous portons.

La négociation est rude mais la coupe de champagne, ce sera pour la prochaine fois. Le jus d'orange, ça ira très bien. Il est un peu déçu mais il comprend.

Je mords dans un chou. Délicieux.

Il est une heure du matin. Ce chou, délicieux, vraiment. Comme c'est réconfortant. On en oublierait presque le mort, un étage au-dessus.

La police tarde à venir. Va pour un deuxième chou. La crème est toujours à tomber.

Au fond, les gens continuent à danser sur la piste, à sourire, à sautiller, à s'embrasser. La musique est entraînante. Comment ne pas être joyeux ?

J'aperçois alors, sur le côté, à travers une salle vitrée, dans l'obscurité, la maîtresse du patient décédé. Elle est assise et tient un téléphone d'une main, tête penchée. De l'autre, elle essuie ses yeux.

Je donne un petit coup de coude à l'infirmier pour lui montrer la dame. Il me répond d'abord avec un plissement de front et un hochement de tête, puis me dit : « C'est la vie, qu'est-ce qu'on peut y faire ? »

Il a perdu son frère l'année dernière dans un accident de moto.

Un, Dos, Tres… No stress

Aux urgences, si les patients doivent être patients, les médecins aussi.

Nous passons un temps considérable à attendre toutes les pièces d'un puzzle pour pouvoir faire un diagnostic, prendre une décision.

Il faut savoir que beaucoup de gens arrivent aux urgences, sans famille, sans courrier de médecin, comme ça, parce qu'ils sont tombés dans la rue, qu'ils ne se souviennent plus qui ils sont, qu'ils ignorent ce qu'ils ont, qu'ils prennent des médicaments mais lesquels ? Ils peuvent nous être adressés en urgence par SOS Médecins, Médecins de garde, une infirmière à domicile ou une remplaçante qui les voit pour la première fois et qui ne connaît rien du dossier mais qui nous refile le bébé. À nous de nous débrouiller.

Incroyable mais vrai… Combien de patients ont été opérés mais ne savent plus de quoi. Il y a tellement longtemps…

Alors l'enquête commence… Des coups de téléphone, à droite à gauche. Bien sûr, le patient n'a pas de papiers d'identité sur lui. Il se rappelle son nom, c'est déjà pas mal. On y va à tâtons. Il faut retrouver l'adresse du patient. Il y a peut-être quelqu'un chez lui ? On tape un nom sur les pages jaunes. On glane quelques renseignements, de l'à-peu-près, parfois du presque sûr, du rien du tout aussi.

Il y a maintenant deux heures que les premiers examens complémentaires ont été lancés.

Le bilan sanguin tarde vraiment. Les tubes ne sont pas encore arrivés au labo. Oubliés sur la paillasse ? Il y a tellement de monde.

Et la radio ? Le scanner est en panne ? Non, c'est son jour de maintenance. Pas d'examens avant 13 heures.

Les brancardiers sont occupés à maîtriser un forcené en psy. Ça bouchonne pour envoyer les patients à l'échographie.

Mince ! Les ordis viennent de *buguer*, tous en même temps, c'est plus drôle.

L'infirmière n'arrive pas à trouver la veine.

Je ne comprends rien à ce dossier.

Le chirurgien ? Toujours au bloc. J'aimerais bien avoir son avis pour l'appendicite qui, j'espère, tiendra le coup avant la péritonite.

Et les orthopédistes, qu'est-ce qu'ils font ? Au bloc, eux aussi. Ils en ont pour trois heures minimum, si tout va bien. Qu'est-ce que je dois faire alors, avec mon patient qui a la hanche explosée et le fémur en kit.

Le téléphone n'arrête pas de sonner dans le bureau des médecins. Tout le monde veut des nouvelles : les familles, la directrice de la maison de retraite, l'assistante sociale, le médecin traitant, la voisine, la police, l'amie, l'ami de l'ami de l'ami, la fille au bout du monde qui exige de savoir si elle doit prendre un avion tout de suite pour sortir sa mère de ces urgences atroces, l'ex-femme qui aimerait qu'on lui dise si son ex-mari pourra garder les enfants ce week-end ; il faut qu'elle s'organise, elle.

Ça continue de sonner, sonner, encore sonner. Bon sang ! Un téléphone, c'est fait pour être décroché. Cela semble être l'évidente priorité. Car si on ne décroche pas, ce sera quelqu'un d'autre qui décrochera. Cette sonnerie est insupportable.

Aujourd'hui les secrétaires font basculer tous les appels : « Tiens, c'est pour toi, Mme Machin aimerait avoir des nouvelles de sa mère qui vient de se faire renverser par le bus sur le passage piéton.

— Connais pas. Même pas entendu parler. Regarde plutôt sur l'ordi le médecin qui l'a prise en charge et fais un appel micro. »

Elle n'a pas le temps, elle est débordée. Elle doit former une autre secrétaire, lui expliquer le parcours du dossier, le système informatique et lui donner toutes les petites astuces, les phrases clefs pour ne pas se faire engueuler par les patients mécontents. D'ailleurs, il y en a trois qui attendent devant son guichet pour se faire enregistrer.

— Madame Machin ?

— Oui.

— La secrétaire vient de me passer votre appel. Je ne suis pas le médecin qui s'occupe de votre maman. C'est le Dr Truc mais il n'est pas à côté de moi pour l'instant. Je ne peux pas vous le passer. Rappelez d'ici une demi-heure, on aura plus de renseignements.

— Dites-moi au moins si elle est vivante.

— Je ne sais pas, heu, enfin, oui bien sûr, je vois son nom sur l'écran de l'ordinateur.

J'entends pleurer de l'autre côté.

— Bon ! écoutez Madame Machin, je vais aller voir comment elle va, ne quittez pas, je reviens.

— Oh oui, docteur, merci, vous êtes trop gentil.

Une déléguée médicale me surveille du coin de l'œil, avec sa petite sacoche à la main. Jolie, bien habillée. Elle s'est positionnée à l'angle du bureau. Dès que je lâcherai mon dossier, elle se jettera sur moi. Un nouvel antihypertenseur vient de sortir. Révolutionnaire et pas cher ! On connaît la chanson. Elle en a pour une minute à me faire l'article, c'est tout. Une minute, ce n'est rien, c'est vrai. Qu'est-ce que je fais ?

Les infirmières de l'accueil ont besoin d'un avis.

Et puis un médecin du Samu vient d'arriver avec un malade qui a avalé deux boîtes de Temesta. Qui veut y aller ? Moi, pas moi ? De toute façon il faut bien que quelqu'un s'y colle.

Le patient du box 6 convulse. Vite, vite, vite. Un peu de Valium. Trop tard. La crise est finie. Qu'est-ce que j'étais en train de faire ? J'ai quatre dossiers en cours. Je ne sais pas si je vais arriver à les conclure. Il me manque toujours quelque chose. Moyenne d'âge 85 ans. Tous envoyés pour altération de l'état général. Un classique quelle que soit la saison. Mais attention ! Qu'est-ce que ça cache ?

Et les autres patients de ce matin ? Encore là, sur des brancards. Il n'y a plus de place dans les services. J'ai laissé des messages. J'attends qu'on me rappelle. On dirait qu'ils ont oublié. Bientôt c'est moi qui vais oublier. Les familles s'impatientent. Ça rouspète. On les comprend. Ça gueule même. Ce n'est pas de notre faute.

C'est l'été. On serait mieux dans l'eau, à la plage, ou sous un parasol, à regarder les vaguelettes chuinter sur les galets, à fermer les yeux sur sa serviette, à respirer profondément en se disant : Que c'est bon !

La clim dégouline dans le bureau des médecins. Il y a une grosse flaque par terre. Pas question d'arrêter le froid, on va crever de chaud.

La cardiologie n'a toujours pas reçu le fax de l'électrocardiogramme que j'ai envoyé il y a au moins une demi-heure. Décidément ! J'ai déjà rappelé deux fois. Ce serait bien qu'ils prennent mon patient. Un en moins. Ça me ferait plaisir, un petit plaisir. J'aurais le sentiment d'avancer, d'y voir plus clair.

Mes collègues sont dans le même état. On a tous l'impression de ramer. Ce n'est même plus une impression.

Et les étudiants en médecine, les externes comme on les appelle, qu'est-ce qu'ils foutent, là, assis sur des chaises au lieu de nous aider ? Avant, à notre époque… Non. Stop. Je ne vais pas jouer les rabat-joie, les vieux schnocks. Mais quand même… Finalement si, un peu… Ce sont eux les futurs médecins. C'est vrai, on n'a pas trop le temps de s'occuper d'eux. Mais il serait temps qu'ils s'intéressent aux malades, qu'ils prennent quelques initiatives. Un patient, ce n'est pas un cas clinique bien rédigé sur une feuille de papier le jour d'un examen. C'est du vivant, du concret, de la douleur qu'on entend à l'interrogatoire ou qu'on cherche à mieux cerner lors d'un examen, une histoire qui part dans tous les sens parfois, qui fait appel aussi à tous les sens ou presque : le toucher, l'ouïe, l'odorat, la vue.

Ah ! Si la médecine ne pouvait être qu'une médecine virtuelle, je crois que certains apprécieraient. C'est vrai, c'est une profession difficile. Il faut aller au contact. Et le contact, c'est le corps et l'esprit dans tous leurs états.

Les hordes d'étudiants ont bien changé. On les formate autrement sur les bancs de la fac. Bouffer du cas clinique. Réussir. Réussir. Surtout être bien classé pour obtenir la bonne spécialité. Je le conçois, c'est légitime. Mais cela commence très tôt. Trop tôt. Et quand ils débarquent aux urgences ou dans d'autres services, on se rend compte que la médecine est d'abord un métier intellectuel. L'intellect, ça protège de beaucoup de choses. Comme les écrans. N'oublions pas, nos jeunes ont été élevés à la « textostérone ».

Finalement la cardiologie refuse mon patient. Trop vieux. « OK, c'est un infarctus, je te l'accorde, me dit-on, mais je préfère garder mon dernier lit de soins intensifs pour un patient plus jeune, tu comprends. »

Je comprends, je comprends...

Je n'ai plus trop la force de lutter. J'ai soif. Et si j'allais boire. Oh oui ! Un petit verre d'eau. M'asseoir, couper, prendre l'air deux minutes. Dis donc, qu'est-ce que ça fume ici. Ça clope d'enfer. L'arrière-cour de l'hôpital est un réservoir à mégots. Les cendriers débordent. On s'en prend plein les bronches. Pas cool.

Il est déjà 18 heures. Si je résume...

Le diabétique en endocrino.

L'infection pulmonaire en pneumo.

L'œdème du poumon en cardio.

L'accident vasculaire en neuro.

L'ulcère en gastro.

L'érysipèle en dermato.

L'arthrite septique en rhumato.

Bingo !

Ce serait trop beau.

La réalité est tout autre. On case où on peut. Je laisse trois transmissions. Aucun service n'en veut. Les 85 ans n'ont pas la cote. Ils vont passer la nuit aux urgences sur un brancard en attendant demain. Il y a déjà deux SDF qui ronflent au fond du service. Leur retour à domicile est inenvisageable pour l'instant. La bonne blague !

Et la mamie, là-bas... J'ai oublié de lui apporter le bassin. Ça fait au moins une heure. L'aide-soignant est en train de lui mettre une couche. C'est radical. Effet deux en un : on peut pisser sans déranger personne.

Comment rester organisé, ne pas perdre une pièce du puzzle dans ce parcours du combattant, être vigilant, *aware,* attentif, se convaincre qu'il faut être patient pour mieux expliquer aux familles qu'il faut être patient, répondre encore courtoisement à tout le monde après dix heures éprouvantes où le cerveau s'ébroue pour rester concentré, efficace malgré la schizophrénie ambiante ?

J'espère surtout que je n'ai pas fait d'erreur de diagnostic.

— Tiens, le téléphone, c'est pour toi.

— Oui.

— Tu n'as pas oublié la garde, ce soir ?

— Quelle garde ?

— Celle qu'on a changée il y a un mois.

Je vérifie sur mon calepin.

— Je crois que t'as bien fait de m'appeler. J'avais zappé.

Un fromage de chèvre sinon rien !

Quand je pense aux trois ans et demi durant lesquels j'ai été médecin pompier à la base hélicoptères de la sécurité civile, j'ai d'abord envie d'évoquer la beauté des paysages que l'on a survolés, les vues imprenables entre mer et montagne, l'arrière-pays en toute saison, les sommets enneigés, les chamois, les chevaux vus d'en haut qui courent en semi-liberté, les troupeaux de moutons, les bergeries, les vaches indolentes sous le soleil, les torrents bouillonnants, les cascades de glace, les pentes recouvertes de fleurs jaunes et mauves au printemps, le ciel, la vitesse, les sensations au décollage et à l'atterrissage, le vertige quand l'appareil pique du nez.

Tout ceci n'est pas sans risque. La beauté a son prix, son danger, ses peurs, ses secousses, parfois même ses nausées. La crainte du crash est là, en filigrane. D'autres sont tombés avant. Oui, on pense à eux, ceux qu'on a connus, tous ceux qui sont morts en service. On pense aux pales qui pourraient toucher de trop près les parois des gorges, aux pierres qui se décrochent dans la clue, à une défection brutale de l'appareil, un malaise du pilote, une fausse manœuvre, une ligne à haute tension. On pense, on y pense…

À quelques gardes près, mon baptême de l'air sera marqué par un accouchement, mon premier accouchement en dehors de l'hôpital, loin des champs aseptisés, du confort, de la sécurité. Un accouchement dans une ferme retirée, très à l'écart du village le plus proche. Une ferme ou plutôt une bergerie en pierres sèches, mal isolée, sans eau chaude ni électricité, à moitié abandonnée, qui, en été, n'est en fait qu'un joyeux repaire de babas cool vivant d'amour et de fromages de chèvre, fumant allègrement de gros et bons pétards.

La jeune femme a des contractions toutes les deux minutes. Elle est presque à terme. Elle vient de perdre la poche des eaux. C'est son premier enfant. Elle n'a pas vu un gynéco depuis deux mois. Un vague suivi auparavant. J'espère que ce n'est pas un siège.

Elle est allongée dans l'obscurité, sur deux planches de bois et des coussins, à quelques centimètres du sol en terre battue. L'endroit est frais. Mes yeux mettent un peu de temps à s'accommoder car dehors la lumière est intense.

J'ouvre mes valises, repère mon matériel, commence à m'installer pour l'examiner. Je n'y vois vraiment pas grand-chose. Il n'y aurait pas une petite lampe de poche quelque part ? Je demande une bassine d'eau à la femme qui veut rester à côté de moi. Le père ? Inconnu… Elle a beaucoup d'amis.

Au fait, pourquoi une bassine d'eau ? J'ai dû voir ça dans un western. Et la ceinture de cuir qu'on serre entre les dents, alors ? La bouteille de whisky pour anesthésier et désinfecter, est-ce qu'ils ont ça ? Je ne suis pas sûr que ça me sera utile.

« Bon ! Madame, détendez-vous, je vais vous examiner. Vous êtes prête ? Pliez les jambes un peu plus, les poings sous les fesses, soulevez le bassin. »

Aïe ! C'est imminent. Je n'ai aucun doute. Pas question d'embarquer la parturiente[1] et de filer vers la première

1. Femme enceinte sur le point d'accoucher.

maternité. On n'aura pas le temps d'arriver. Et puis un accouchement dans une Alouette, ce serait pire que tout.

Je me sens quand même un peu seul. J'ai 27 ans, une expérience forcément limitée. Pourtant on attend tout de moi. Normal, c'est moi qui suis là, avec ma combinaison rouge et mon étiquette collée dans le dos où on peut lire : Médecin. De face, on pourrait me confondre avec un garagiste.

De toute façon, quelle que soit l'intervention, il y a toujours une part d'improvisation. Je me rassure comme je peux. Le pilote et le mécano sont restés à l'extérieur.

« Ça va bien se passer, madame. Je vous pose d'abord une petite perfusion. »

Elle pousse un cri strident. Elle grimace.

« Ce n'est quand même pas moi avec mon aiguille ?
— Non, c'est le bébé, j'ai envie de pousser. » Sa copine lui tient la main. « Je vous prends juste la tension, je pose le scope et c'est parti... »

On n'aura pas attendu longtemps avant de voir apparaître la petite tête brune aux cheveux collés. Une épaule puis l'autre. Le bébé a l'air tout petit. Tant mieux. C'est plus facile à sortir.

Et puis le premier cri. Il y a quelques secondes d'attente, de suspense avant que... Ça y est. Elle vient de pleurer, c'est une petite fille. Le premier cri est toujours d'une émotion intense. Ça marche à tous les coups sur moi, c'est plus fort que moi, comme un bouleversement devant ce passage étrange, intérieur-extérieur, la vie qui dit oui.

Encore maintenant j'éprouve ce même bouleversement, peut-être un peu moins, mais ce n'est jamais la routine. C'est un mélange de soulagement pour tous, de bonheur partagé. On peut mettre l'enfant sur le ventre de sa mère. C'est d'une intimité rare. Un privilège. La maman plie le cou pour regarder son enfant. C'est son premier regard. Il dit tant de choses. J'adore ce moment. On assiste aux premiers contacts. Elle l'embrasse. Elle dit merci au monde entier. Elle est heureuse. Elle ne sent rien d'autre. Son corps qui la faisait souffrir n'existe plus pendant quelques minutes. Et puis elle embrasse encore l'enfant, son enfant, sa merveille, ses mains le tiennent. C'est la chose la plus précieuse

La petite fille est déjà bien mignonne. Je l'essuie, je l'emballe mieux, je l'aspire. Pas très agréable ce tuyau dans le nez et la gorge. Le cordon ? N'oublions pas le cordon. Deux petits clamps, un coup de ciseau et hop là !

Dans sa couverture de survie, le bébé ressemble à une papillote. Direction l'hélico maintenant. On sort au grand jour. « Qu'elle est belle ! » Ça arrive de tous les côtés. On s'agglutine autour d'elle. « Un petit pétard, docteur, pour la route. — Non merci, je ne fume pas. — Alors, vous ramènerez bien un petit fromage de chèvre. »

On installe la maman et l'enfant dans l'hélico. Je glisse mes deux fromages de chèvre sur la banquette arrière. Les portes sont bien fermées. Le moteur est en route. L'hélice tourne au-dessus de nos têtes. Sacré vacarme ! Même avec le casque.

Ça y est, l'appareil commence à se soulever. Les herbes se dressent. Le vent fouette. Les têtes se baissent. Tout le monde aux abris. Les arbres se penchent, les feuilles s'agitent. Les biquettes déguerpissent.

D'un coup, on décolle vraiment.

En bas, les bras s'agitent vers le ciel. Tout devient petit. Je ne vois plus que les montagnes. Je regarde la mère qui regarde sa fille. Je suis fier. C'est une très belle journée. Ce n'est pas tous les jours dimanche.

Les cordes

Dans notre profession de médecin urgentiste préhospitalier, le contexte et l'environnement varient souvent. Le décor peut changer très vite d'une intervention à l'autre, pour une même pathologie parfois. Il nous arrive de nous retrouver dans des endroits exigus, à peine accessibles, plus ou moins périlleux où les conditions de travail deviennent très difficiles, même pour exécuter les gestes les plus simples.

Les accidents de la route, de par leur fréquence et leur violence, multiplient les complications auxquelles les équipes médicales doivent faire face. Sortie de route des véhicules, victimes incarcérées dans un ravin, motard ou piéton sous un bus, etc. Ce ne sont là que quelques exemples.

Il est donc important d'apprendre à s'adapter rapidement au milieu, à rebondir devant les situations imprévues, à envisager de multiples solutions, parfois même à innover.

L'expression *Avoir plusieurs cordes à son arc* résume assez bien la dynamique que nous devons avoir dans notre pratique pour réagir vite et au mieux, évaluer la gravité de l'urgence et y répondre avec les moyens nécessaires et suffisants, coordonner une équipe sur intervention, faire preuve de souplesse comme de fermeté, rester sans cesse vigilant et à l'écoute.

La victime pourra être au fond d'un précipice sous la pluie, dans un silo à ciment, sur un bateau en feu, ensevelie sous les décombres d'un immeuble ou sous une avalanche, il nous faudra garder en tête une priorité. Celle de l'évacuer dans les meilleures conditions, le plus confortablement possible, sans mettre notre vie en danger.

Bien entendu, l'expérience aide à considérer les situations avec plus d'aisance, à ajuster les prises de décisions, à cibler les moyens, à enrichir notre carquois d'autres cordes utiles pour de futures interventions.

Mais, personnellement, le mot corde évoque en premier lieu une autre réalité dans mon métier : le drame du pendu.

L'expression *La corde au cou* a perdu ici sa connotation purement symbolique. C'est le réel de ces hommes et de ces femmes qui veulent en finir qui me revient d'abord. Et chaque fois, c'est une vision singulière. Une sorte de mini-sidération devant une photo macabre où nous ne sommes que les témoins du dernier acte.

En effet, lorsque nous arrivons, c'est souvent fait depuis longtemps et bien fait, quelque part, plutôt discrètement, à l'écart, quand tout le monde est parti, que plus personne ne passe, dans l'obscurité d'un grenier, d'une cave, d'une laverie, en forêt, au fond du jardin, en haut d'un arbre, dans un gymnase, la corde accrochée à une poutre, la plus solide si possible, ou à la poignée d'une porte, ou bien dans la chambre à coucher, au-dessus du lit, avec au sol des médicaments, des boîtes vides qui traînent et des bouteilles d'alcool pour être sûr de réussir, de passer à l'acte plus « en douceur », à moindre mal…

Que peut-on imaginer ?

Ce sont les lieux que je retiendrai, plus que les circonstances, les visages ou les âges. Les jeunes qui se donnent la mort, c'est sûr, ça vous marque plus mais j'ai peut-être préféré effacer.

En général, personne ne s'en sort indemne. Même nous. On n'oublie jamais vraiment. La preuve. On range, on trie, on étouffe, on se dit que c'est comme ça pour se faire une raison et passer à autre chose, mais ça ressort un jour, ça ressort toujours. Un pendu en appelle un autre. C'est pareil pour les défenestrés, les suicides par balle.

« Prenez adresse. Vous partez pour un pendu », entend-on à la radio. Encore un. Les pendus se répondent. Les images reviennent. Ça défile.

Parfois on aimerait être épargné, être dispensé. Toutes ces fins tragiques, violentes…

On n'a peut-être pas choisi ce métier pour ça. Merde !

En même temps, on peut se dire égoïstement : « Pourvu que ça ne nous arrive jamais. » On les a côtoyées, ces familles brisées. On les connaît, on les a vues pleurer.

Au-delà de la volonté de mourir, il y a aussi l'accident.

Comment oublier cet homme qui descend en rappel sous une cascade, dans une clue, un beau jour d'octobre et qui, je ne sais comment, finit par se pendre sous les yeux de ses quatre enfants impuissants.

Fausse manœuvre ? Comment la corde s'est-elle enroulée ? Pourquoi s'est-elle coincée ?

Ils ont tous 20 ans, un peu plus, un peu moins, et hurlent à la mort, coupables de ne pas avoir réussi à couper la corde à temps.

« Il aurait peut-être pu s'en sortir si… » s'écrie l'aîné en faisant de grands gestes dans sa combinaison. « Qu'est-ce qu'on va devenir maintenant ? » demande la fille en pleurant, assise sur une pierre, à côté de l'ambulance des pompiers.

« Je ne veux pas qu'on prévienne ma mère. Non, non, non, ce n'est pas possible », crie un troisième. Le dernier est prostré, sous les arbres, là-bas, la tête entre les mains. Il n'a pas dit un mot. L'infirmière est à ses côtés.

Le corps du père est toujours pendu au milieu de la cascade, inaccessible. Il faut attendre les gendarmes du secours en montagne pour le détacher. Ils vont venir en hélico, se rendre compte et décider de la manœuvre à entreprendre pour le récupérer.

Nous sommes au milieu d'un vaste champ isolé, avec une ambulance, loin, à une heure et demie d'un hôpital et d'une consultation spécialisée possible.

Que faire ?

C'est à moi de « gérer », comme on dit.

Les quatre jeunes sont là, un peu éparpillés. L'aîné est particulièrement agité. Il faut l'entourer, le calmer. Il n'y a pas grand-chose à faire d'autre, ni même à dire.

« Que s'est-il passé ? » C'est peut-être la seule chose à demander, la chose la plus simple. Chacun peut s'exprimer, raconter ce qu'il a vu, appréhender les faits dans leur chronologie, mettre un instant de côté l'émotion, s'attarder sur des détails qui parfois sont essentiels.

Avec le régulateur du Samu, on prévoit une prise en charge psychologique à l'hôpital, avec la présence de la mère aussi.

C'est apparemment simple. Mais trouver un véhicule disponible dans l'arrière-pays qui puisse les accompagner tous les quatre n'est pas une mince affaire. L'ambulance des pompiers est la seule dans ce secteur. Il faut compter au moins trois heures de trajet aller-retour. C'est une question d'organisation, de prompt secours au cas où il y aurait une urgence vitale dans le coin.

En attendant que cela se mette en place, je m'attellerai à ce que le corps du père soit amené dans l'ambulance. Et avec l'aide de l'infirmière, nous nous emploierons à quelques petits gestes : retirer la capuche qui enserre la tête, ouvrir légèrement le haut de sa combinaison, essuyer son visage, ses mains, ses pieds, le recouvrir d'un drap, permettre aux enfants d'être réunis autour de lui s'ils le veulent pour pouvoir se recueillir… Ils le voudront.

Il arrive aussi que le médecin soit pendu au bout d'une corde ou d'un câble. Mais c'est pour intervenir auprès d'une victime dans un endroit difficilement accessible.

L'hélico ne peut se poser. Il reste en l'air, presque immobile. On a ouvert la porte. Je vérifie mon baudrier. Le mécano m'accroche au câble, la poulie se met à tourner, je descends lentement, sous l'appareil, m'éloigne du bruit des pales, regarde un instant autour de moi, les pieds dans le vide : des arbres, des arbres, la rivière, une maison, les gens en bas, des gyrophares aussi. Beaucoup de gyrophares. Je me rapproche du sol.

Je n'ai pas oublié cette garde, une des dernières, particulièrement éprouvante, où j'avais été hélitreuillé pour réanimer une petite fille de 2 ans retrouvée par son père, flottant sur le ventre au milieu de l'eau, le visage immergé.

On n'oublie pas les cris d'un homme qui comprend en un instant que sa vie vient de basculer, que plus rien désormais ne sera pareil.

Des cris auxquels on aimerait ajouter les siens, si on pouvait.

Qu'y a-t-il de pire que de perdre un enfant ? La douleur est insupportable. On le sait, on le redoute. Mais pourquoi faut-il un jour que le malheur s'abatte sur nous, sur cet enfant qu'on a tant attendu, celui qu'on espérait, celui pour lequel on imaginait de merveilleux projets ? Quelle cruauté quand, à la perte, vient se greffer la culpabilité. Car, même si c'était un accident, la responsabilité du parent est toujours mise en cause. Ce n'est pas un bout de balcon qui tombe et qui tue, ni une énorme pierre qui se décroche de la falaise et écrase le conducteur, ni la foudre qui frappe au hasard d'un chemin. Non, c'était un défaut de surveillance, dira-t-on au minimum. Alors que répondre à ça ? Comment se relever ?

Et puisque la fatalité n'a rien de rassurant, certains chercheront même un sens à l'accident. Quel sens ? On attend parfois le mot sacrifice. Alors on tombe dans l'irrationnel parce que la raison ne peut accepter la mort d'un petit être dont la vie n'était qu'innocence.

Oui, les victimes collatérales sont nombreuses. . .

D'autres lieux, d'autres cordes. Cette fois-ci, il est une heure du matin. Un jeune Italien de 21 ans, s'est arrêté au bord de la route pour pisser. Il est monté sur le petit muret qui fait office de parapet. A-t-il perdu l'équilibre ? Sûrement. Il avait surtout bu. Une soirée bien arrosée qui lui a valu une chute de vingt mètres.

On l'entend crier. Il a encore la force de crier. Notre conducteur nous improvise une descente en rappel avec le matériel de l'ambulance. Pour l'instant l'équipe est au minimum. C'est une nuit sans lune, pas de lampadaire sur la route. Le ciel est couvert. On manque d'éclairage. On glisse sur les cordes. Il fait encore plus noir en bas. Il faudra un peu de temps avant qu'on achemine du matériel complémentaire, un éclairage conséquent. L'infirmière n'est pas très rassurée. On ne sait même pas où on va mettre les pieds, poser nos valises, notre scope.

En bas, il y a la rivière, un bout de grève très étroit sur lequel le jeune homme polytraumatisé est à moitié allongé.

Il est particulièrement agité et se débat avec ses douleurs, ses multiples fractures. On se demande comment il n'est pas mort sur le coup.

Nous allons travailler accroupis. L'endroit est vraiment exigu. Nous sommes sous un pont. Le patient est très difficile à examiner. Il bouge, il crie, il demande de l'aide, il s'accroche à nous, attrape nos mains, nos bras. Impossible de communiquer calmement, de l'ausculter. Il ne se laisse pas faire. Je peux à peine le toucher. Il est confus. L'infirmière cherche à poser une perfusion. Il faut plus de lumière. Avec une lampe de poche, j'éclaire le bras du patient et le maintiens solidement, puis j'éclaire son visage. Il est très pâle. Il saigne, c'est sûr. Il a au moins quatre raisons. Sa fracture du fémur, son scalp, son thorax, son bassin. Il va falloir d'abord le calmer, l'endormir. Comment vais-je l'intuber ? Tout est difficile, à l'étroit. D'un côté, il y a l'eau, de l'autre des buissons. Il transpire à grosses gouttes. Rien ne colle. Les électrodes ne tiennent pas. C'est le radeau de la Méduse. La galère ne fait que commencer...

Il nous faudra plus d'une heure et demie pour « techniquer »[2] médicalement le patient, le conditionner dans une barquette et le remonter à l'aide d'un système de cordes ingénieux.

Je remonte sur la corde en même temps que la barquette, en ballonnant le patient. Le respirateur risquait de tomber. Le scope aussi.

Là-haut, la route bourdonne de gyrophares. On n'a rien vu venir. Des renforts sont arrivés de tous les côtés.

En bas, les minutes sont passées si vite... Pas le temps de lever la tête. On était trop occupés avec le patient, le scope,

2. Conditionner un patient avec l'appareillage médical dont il a besoin (traitement et surveillance).

les seringues autopousseuses, la sonde gastrique, les attelles, la deuxième perfusion, les solutés et le respirateur qui, en plus, faisait des siennes.

Le jeune homme est toujours aussi fragile. Les drogues se succèdent pour maintenir sa tension. Une équipe du Samu nous attend, sur le pont. Ils vont prendre le relais. Tant mieux. J'avais simplement commandé du sang, du O neg, comme on dit, et c'est « l'hôpital » qui est arrivé. Je fais les transmissions à mon collègue médecin sur l'état du patient. L'infirmière prépare le premier culot. Ça y est, le sang passe mais… Personne n'est vraiment optimiste. Trop de lésions.

Il mourra le lendemain. C'est aussi cela les conséquences de l'alcool.

C'est l'été, un enfant de 8 ans s'amuse devant l'entrée d'un immeuble. La résidence est à l'écart de la route. Il n'y a aucun danger, apparemment. Et pourtant…

Les pompiers sont appelés à 11 heures du matin pour un garçon qui vient de tomber dans un cylindre devant un immeuble. Difficile d'imaginer de quoi il s'agit.

Une fois sur place, personne ne comprend à quoi ça sert. Il y a effectivement, devant la porte de l'immeuble, un cylindre creux en béton d'une hauteur de quarante centimètres environ, chapeauté d'un couvercle en plastique dur sur lequel l'enfant a grimpé et s'est mis à sauter. Au bout du cinquième saut, le plastique s'est cassé et l'enfant a atterri directement dans le tube creux qui s'enfonce à deux mètres cinquante sous terre.

Plusieurs problèmes se posent. Le tube est vraiment étroit. Le diamètre ne dépasse pas quarante centimètres. Le corps de l'enfant est coincé assez bas. Personne ne peut l'attraper à bout de bras. Une sorte de gaine en laine de verre entoure la paroi interne du cylindre. C'est très irritant pour l'enfant : la peau, les yeux, les bronches. En tombant il a gardé les bras en l'air. Il a de plus en plus de mal à respirer. Il est coincé à l'intérieur depuis une demi-heure déjà, le visage plaqué contre la laine de verre, les fourmis dans les bras, les muscles douloureux, avec une amplitude respiratoire limitée et une chaleur étouffante.

Autour, c'est l'agitation. On réfléchit. Par quel moyen va-t-on sortir l'enfant ? Les minutes sont interminables.

On lui a fait descendre de l'oxygène au bout d'un masque. Il ne peut pas le mettre sur sa bouche. Le masque reste au-dessus de sa tête mais l'air est un peu plus riche. Il sent qu'il va tomber dans les pommes, me dit-il. S'il s'évanouissait, il resterait inconscient. Il est inaccessible. Je suis son seul interlocuteur depuis un quart d'heure. Je suis à genoux et lui parle à travers le trou par lequel il est tombé. Je fais tout pour le rassurer, j'essaye de plaisanter.

Sa mère vient d'arriver, paniquée. En fait, l'enfant était gardé par une amie ou une voisine.

Les architectes de l'immeuble ont été contactés. Il n'y a aucun accès à ce cylindre par les sous-sols. C'est un tube aveugle. Il faudrait casser la dalle autour. L'enfant s'épuise. Il pleure maintenant.

On a confectionné deux cordes au bout desquelles sont accrochés des mousquetons qu'il peut attraper comme deux poignées. On a beau tirer, l'enfant lâche. La force exercée sur les cordes au moment de tracter est trop importante. Son corps est vraiment coincé. Mais nous recommençons. C'est sûrement le moyen le plus rapide pour le sortir de là. Comment n'y a-t-on pas pensé avant ? Il faut que ça marche maintenant. Malheureusement, c'est le même scénario à chaque fois. On tire, il lâche. Il est épuisé.

Soudain, j'ai l'impression qu'il y a deux mondes. L'infirmier, le conducteur et moi autour du trou, en lien permanent avec l'enfant, cherchant ce qu'il faut dire pour l'encourager à résister. De l'autre, le reste de l'équipe, une équipe démesurée, avec des moyens incroyables, qui cherche ce qu'il faut faire.

Pour l'instant les cordes et les mousquetons me paraissent être la meilleure solution.

Il me vient alors une idée…

L'enfant doit encore essayer de les attraper. Mais dès qu'il aura les mains solidement agrippées aux mousquetons, on devra lui lâcher un peu de lest pour qu'il puisse enrouler les poignets autour de ces mêmes cordes. Ce sont ses poignets qui, désormais, seront noués, bien attachés. Il n'aura qu'à se laisser tirer.

Nous tirons et l'on sent arriver le miracle : le poids du corps au bout des cordes se laisse entraîner.

En moins de dix secondes l'enfant est hissé à la surface.

Des secondes intenses, émouvantes, magiques. C'est du même ordre que l'émerveillement et la joie lorsque je suis témoin d'un accouchement.

L'enfant est pâle, ahuri, éprouvé.

Ma première réaction est de le féliciter, de lui dire combien il a été courageux.

Je l'accompagne ensuite auprès de sa mère qui se jette sur lui et l'embrasse en pleurant. Nous les installons un peu au calme dans l'ambulance. Là, l'enfant explique tout ce qui s'est passé. Nous rions, il a beaucoup d'humour. Il veut peut-être devenir pompier, plus grand. Je le comprends parfaitement. Il y a des moments exceptionnels avec des secondes d'immense satisfaction

Médecin, quelle idée ?

Et pourquoi pas *sauveur de vies* ?

L'expression n'est pas prise au hasard. C'est ce que certains quidams pensent que nous faisons à longueur de journée : sauver des vies. Est-ce rassurant de le croire ? Sûrement, dans une société qui assure qu'elle peut tout contrôler.

Il nous arrive parfois, de retour d'intervention, de clamer haut et fort en salle de garde, sur le ton de la rigolade : *Tiens, on a encore sauvé une vie.* C'est une boutade entre nous pour dire combien notre présence nous a semblé peu nécessaire, voire inutile, car la gravité du cas avait été surestimée. Un simple comprimé de paracétamol aurait fait l'affaire au lieu de détourner toute une équipe.

Alors, est-ce une vocation, un choix bien conscient, un coup de foudre, un coup de cœur, une folie que de vouloir être médecin ? Médecin urgentiste.

Que répondre ?

Pourquoi fait-on tel métier ou tel autre ? C'est sûrement une des questions les plus difficiles. Surtout lorsque, jeune étudiant, nous n'avons qu'une vague idée de la réalité. On s'imagine tant de choses avant d'avoir mis le pied à l'étrier.

Une chose est sûre pourtant, enfant, je n'ai jamais dit à mes parents : « Quand je serai grand, je veux sauver des vies. » Ils m'auraient regardé d'un drôle d'air en pensant probablement : « Espèce de petit prétentieux ! Qu'est-ce que tu vas devenir si tu commences comme ça. »

Non, la panoplie du docteur, le stéthoscope en plastique, les fausses seringues, l'abaisse-langue, le marteau réflexe, tout cela est resté chez le marchand.

On m'a plutôt offert à Noël l'attirail du clown ou du magicien. Peut-être avait-on senti chez moi une vocation possible ? Oui, non, oui. En tout cas, je remercie mes parents, je me suis bien amusé, de longues heures, à préparer mes numéros devant des spectateurs imaginaires. Mais ce n'est pas mon petit nez rouge ni ma baguette magique qui ont fait disparaître les questions que je me posais déjà, très petit, à propos du corps et de la mort. Des questions ou des angoisses ? Parce qu'il ne faut pas se leurrer, quel que soit l'âge, nous avons tous les mêmes interrogations à ce sujet. Elles sont plus prégnantes pour certains. Pour moi, en tout cas, elles étaient là très tôt.

Pour la plupart d'entre nous, notre premier contact avec un médecin remonte à l'enfance.

Celui dont je me souviens était plutôt maigre, assez nerveux, voire pressé. Il portait des lunettes. Je ne saurais dire pourquoi ma mère l'avait appelé mais j'avais compris que sa venue la libérerait de l'angoisse lisible sur son visage et scellerait surtout mon sort.

Qu'explique-t-on ou n'explique-t-on pas aux enfants pour qu'ils se mettent à pleurer devant le docteur ? Allez savoir ? Qui est-il, en fait, pour avoir soudain tant d'importance et décrocher le premier rôle ? À nos âges, les parents ne sont-ils pas tout-puissants, comme des dieux à nos yeux ?

Il a serré la main de mon père puis celle de ma mère, a posé son cartable au cuir vieilli sur la table de la cuisine.

« Alors, qu'est-ce qu'il a ce petit ? »

Ma mère parle. Il lui répond et pose encore des questions. Je n'écoute pas. Je regarde le cartable qui s'ouvre. Je vois des mains s'agiter. On me déshabille. Cache, pistache !

Je me laisse faire, un peu anéanti. Ce qui est évident pour tous, ne l'est pas pour moi. Je me sens envahi, sans défense, sans riposte possible. C'est sûrement d'être quasi nu. On m'enlève des peaux, des protections.

Maintenant il me touche. Ce n'est pas comme ça d'habitude. Rien à voir avec des câlins ou des coups. Il enfonce ses doigts dans mon ventre, ça pourrait me faire mal.

« Arrête de gigoter, laisse-moi t'examiner. »

Ça me chatouillerait presque, aussi. Que cherche-t-il ? C'est curieux. Il se penche sur ma poitrine avec un drôle d'instrument pour entendre des bruits que je n'entends pas. Il fait la même chose dans mon dos. Il continue, me fait ouvrir la bouche, farfouille au fond de ma gorge avec un truc en bois, plonge dans mes oreilles, fusille mes yeux toujours avec sa lampe, remet ses mains sur mon cou, dit un mot martien puis frappe sur mes genoux, mes coudes, mes poignets avec un marteau. Ma mère ne rigole pas.

On me rhabille mais ce n'est pas fini.

L'homme aux lunettes s'est assis.

« Ce n'est pas grave, docteur ? »

Il semble avoir tout compris, tout savoir de la maladie, de la douleur, de l'avenir. Il donne ses ordres à maman, à papa sur un bout de papier. « En sirop, si c'est possible, docteur… » Beurk ! Je le connais ce goût amer et trop sucré. Mais c'est mieux que ces pilules que je n'arrive jamais à avaler et qui m'étouffent.

Ça y est, il est parti. Je ne vais pas mourir. Je reste à la maison. Ma mère n'ose plus m'embrasser. Qu'est-ce que je dois penser ? C'est quoi une maladie ?

Les questions qu'on se pose ne méritent-elles pas une réponse ?

J'attendrai les bancs de la faculté de médecine, des années plus tard, pour éclairer ma lanterne.

Aujourd'hui, je réalise le privilège d'être médecin et m'étonne encore de la confiance qu'on peut nous faire. Le patient se met à nu, se livre en corps et en mots, peut-être même en âme, se laisse examiner, attend son diagnostic, entend son traitement, l'accepte ou le refuse.

Nous sommes héritiers d'un serment d'Hippocrate qui a donné à notre profession de respectables repères, jeté d'honorables jalons, prévenu les praticiens des débordements qui nuiraient aux patients. Mais au-delà des règles à révérer et au regard de notre science, c'est la vie et la santé d'un être que nous avons entre nos mains. N'oublions pas ce privilège, cette responsabilité. Restons vigilants. C'est une réalité.

La médecine est aussi un métier policier. On écoute, on interroge, on s'interroge, on enquête, on examine, on explore, on croise les indices pour trouver des coupables, on mêle les connaissances à l'expérience et même l'intuition.

D'un point de vue intellectuel, c'est grisant, valorisant, comme un jeu qu'on réussit, une énigme qu'on résout, un cache-cache où nous ne serions que du côté de ceux qui cherchent.

Justement, petit, j'aimais chercher. Je jouais beaucoup à cache-cache. L'été, nous étions toute une bande et nous nous retrouvions à la campagne, à construire des cabanes dans un petit bois, à nous amuser dans des maisons en construction, en disparaissant derrière des amas de briques, des empilements de poutres, dans des pièces presque vides.

Parmi ces copains, il y en avait deux que je retrouvais plus régulièrement. J'ai réalisé dernièrement que nous étions tous les trois médecins, généralistes à la base. Jamais, je n'aurais pensé cela. Nous aimions jouer ensemble, c'est tout. Boire de la grenadine, grimper aux arbres, voler des cerises, regarder *Mission impossible* à la télé.

Je sais que l'un a perdu son petit frère dans un accident de moto, que l'autre avait son père dans un fauteuil roulant. Moi, j'avais très peur du sang à 8 ans et des histoires de cancer qui vous rognent les intestins et vous font chier des bouts de tripes.

Est-ce cela qui peut entraîner le choix d'un tel métier ? Nous n'en avons jamais parlé. Nous ne nous sommes presque plus parlé. Chacun mène sa vie. Nous avons des parcours différents. C'est comme ça. Ils ne me manquent pas, mais j'y pense. Les souvenirs d'enfance sont là.

J'aimerais dire que les études de médecine sont passionnantes mais ce n'est pas le cas. La première année n'a pour but que de vous sélectionner, de vous faire ingurgiter des tonnes de connaissances sûrement très intéressantes mais fort inutiles cette année-là. C'est d'abord un tour de force, une surenchère, une épreuve terrible pour ceux qui ont peu de mémoire, qui ne savent pas s'organiser et qui ne viennent pas de filières scientifiques.

Qui dit sélection, dit esprit de compétition. En amphithéâtre, certains redoublants vous le font tout de suite sentir. L'enjeu est crucial aussi. Cela coûte cher, voire très cher pour ceux qui suivent des cours privés ou particuliers. Parce qu'on leur a dit que ce n'était pas possible de réussir sans aide. De ce côté, j'ai toujours été naïf avec mon équation magique : *Travaille régulièrement et tu ne seras pas moins con qu'un autre.*

Car une fois qu'on sait sa leçon, où est le problème ? En fait, le problème, c'est la ténacité. Comment ne pas craquer, continuer alors qu'on aurait envie de tout abandonner, de sortir, de profiter de notre jeunesse parce qu'après c'est trop tard ? Bien sûr ce genre de réflexions est valable quelles que soient les études. Mais celles-ci ont une dure réputation. Réputation renforcée par la contrainte du *numerus clausus*, c'est-à-dire le nombre prédéfini d'étudiants en médecine potentiellement admissibles en deuxième année pour tout le territoire français. Cette année il est de 8 000. Ce qui au bout du compte ne parera pas la désertification médicale de certaines régions.

J'ignore comment ont évolué les contenus des cours, comment a évolué l'envie des profs de nous communiquer leur savoir. Je retiendrai seulement qu'il est pour moi beaucoup plus facile d'apprendre dès qu'il y a une sympathie ou une empathie au-delà de la qualité d'un pur savoir. L'art d'enseigner la médecine n'est ni aisé, sûrement, ni donné à tout médecin, aussi. Je crois qu'on peut retrouver les mêmes difficultés, les mêmes failles dans le rapport médecin-patient. La connaissance semble être pour certains un privilège qu'on ne dispense qu'à soi-même.

En résumé, mes études ont été longues, voire interminables, pas toujours intéressantes, souvent mal adaptées aux pratiques, sans coordination avec les stages hospitaliers que je faisais. C'est vraiment dommage. Mais tout ceci n'empêche pas d'apprendre, d'avancer et d'y croire. La curiosité donne l'énergie suffisante pour aller chercher l'information qui manque, rencontrer les gens qui peuvent vous aider, vous passionner. Il y en a heureusement. Leur porte est ouverte. Faut-il encore le savoir.

Je dirai que tout ce que je sais, la faculté de médecine me l'a enseigné.

Mais ce que j'en ai fait, je l'ai appris avec les patients.

Vous avez demandé une histoire de dingue, ne quittez pas…

Elle a 80 ans, elle est dans son jardin. Il est 17 heures.

Les voisins la signalent à la police comme une personne dangereuse avec port d'arme. Effectivement la mamie tient un revolver dans sa main. Revolver qu'elle braque vers un des appartements voisins en criant au viol.

Ce sont les gendarmes qui arriveront d'abord sur les lieux.

Première constatation : l'arme est factice. C'est un revolver en plastique, un simple jouet. Malgré cela, la procédure est lancée. Il est décidé d'une admission en soins psychiatriques sur décision du représentant de l'État. De quoi s'agit-il ? (Auparavant, cette mesure s'appelait HO, hospitalisation d'office.)

Pour que la patiente puisse entrer dans ce dispositif d'urgence, il faut deux critères cumulatifs requis.

– Premièrement : le comportement de la personne relève de troubles mentaux manifestes. (On peut le comprendre, on n'est pas tous les jours violé à 80 ans.)

– Deuxièmement : ce comportement comporte un danger manifeste pour la sûreté des personnes. (Je rappelle que l'arme est en plastique.)

En parallèle de ces critères, deux pièces sont essentielles :

– Une décision du préfet faisant suite à une mesure provisoire du maire. C'est-à-dire, en premier lieu, l'obligation d'un arrêté municipal signé par le maire, précisant les circonstances qui l'ont rendu nécessaire après enquête et témoignages évoquant les faits.

– Un avis médical, au mieux un certificat médical, précisant les troubles mentaux, leur dangerosité, les risques possibles de compromettre la sûreté des personnes ou de porter atteinte de façon grave à l'ordre public. (Maudit revolver !)

Mais voilà, où est le maire ?

On ne sait pas. En tout cas, la télévision est là. Les caméras tournent. Le preneur de son règle sa perche. C'est l'été. Il est de bon ton de filmer toutes les urgences possibles et inimaginables. Celle-là s'annonce croustillante. Cet hiver, on se régalera dans les chaumières, vautré dans son canapé à s'empiffrer de télé-réalité pour faire passer la daube ou le pot-au-feu.

Entre-temps les pompiers ont été appelés. La patiente est installée dans l'ambulance. Elle est calme, assez cohérente, me dira-t-on. On attend juste les papiers pour que tout soit en ordre. Il fait très chaud. Le moteur tourne aussi pour laisser l'air conditionné.

Mais voilà, où est le maire ?

Deux heures plus tard, le papier est signé.

Il reste quand même un flou. Il n'y a pas de médecin sur les lieux de l'intervention. Comment va-t-on se procurer l'avis médical ? Le Samu a déjà été contacté, recontacté. Un médecin de ville devait arriver mais il n'est toujours pas là. Soudain, le miracle se produit.

Le miracle ou le mirage ?

Allez savoir comment le gendarme, chargé de dresser le procès-verbal, se méprend à confondre l'officier de garde pompier qui vient d'arriver sur les lieux avec un éventuel médecin pompier ? L'histoire ne nous le dit pas. Mais en un coup de stylo, le nom de l'officier pompier est noté dans la case médecin et l'ambulance démarre à toute berzingue vers les urgences psychiatriques, escortée par une armada de solides gaillards de la gendarmerie. Que doivent penser les gens dans la rue ? Peut-être un VIP qui vient de faire un malaise ? Non, mamie flingueuse, la justicière autodidacte.

Quelques heures plus tard, la caserne des pompiers reçoit un coup de fil des urgences psychiatriques. Le psychiatre voudrait parler au médecin qui a vu la patiente et dont le nom est inscrit sur le procès-verbal.

D'autre part, il a besoin du certificat médical initial, toujours absent au dossier, pour pouvoir maintenir cette hospitalisation sous contrainte.

L'officier pompier concerné est vraiment très étonné. Que s'est-il passé pour que les choses aient pris une telle tournure. Il n'est en aucun cas médecin. Il le dit et le redit. Son nom a été emprunté, disons par erreur. Alors commence un imbroglio administratif… C'est une course-poursuite pour une session de rattrapage.

L'officier pompier aura d'abord à se justifier auprès de ses supérieurs, même s'il est victime. Les bandes téléphoniques enregistrées avec la gendarmerie attesteront qu'il n'y est pour rien. Ouf ! C'est la moindre des choses, mais le certificat médical pour la procédure légale manque toujours.

Comment les gendarmes vont-ils s'y prendre pour retomber sur leurs pieds ?

De retour d'intervention, à 22 h 30, je reçois un appel de l'officier de garde qui me signale que je suis réquisitionné par l'officier de police judiciaire, vu les articles 16 à 19 et 53 à 57 du code de procédure pénale, pour me rendre dans le service de psychiatrie où se trouve la patiente afin d'évaluer son état mental, d'apprécier si elle est en mesure de comprendre et en état d'être entendue par la gendarmerie.

On m'explique la situation. Je débarque. Apparemment, cette affaire a déjà chauffé les oreilles de nombreuses instances supérieures. Les administrations se renvoient la balle ou plutôt la patate chaude, voire brûlante. On a beau tourner le problème dans tous les sens, tergiverser, on ne trouve pas de solution. C'est un remue-méninges.

Disons-le, il y a comme une bonne grosse boulette…

Je reçois cette fois-ci un coup de fil du médecin cadre qui me met en garde. C'est clair, pas question d'antidater, de faire un faux. Je lui réponds que je me contenterai de répondre aux questions qu'on me demande en précisant l'heure de mon examen et le lieu. Le contexte dans lequel je vais trouver la patiente est essentiel.

Finalement, à quoi va leur servir ce papier puisque mon compte-rendu sera très postérieur aux événements ? N'ayons pas peur des mots : c'est ridicule. Mais je n'ai pas le choix. La loi me contraint. Tout le monde me demande d'obéir. Je suis réquisitionné.

L'équipe médicale (un médecin, un infirmier, un conducteur pompier) est donc mobilisée vers le service en question.

L'hôpital est à dix kilomètres de notre caserne.

Quand nous arrivons, je me rends compte que je n'ai pas l'original de la réquisition. Je n'ai qu'un fax et ce n'est pas valable. Je ne parviendrai à avoir le papier qu'après minuit.

Entre-temps je consulte le dossier médical. La dame a bien sûr été vue. Deux psychiatres l'ont déjà questionnée. Un traitement a été mis en place, il y a déjà quatre heures, dès son arrivée. Son alcoolémie est positive.

Il est minuit cinq quand je rentre dans sa chambre. La lumière est grande ouverte. Elle est assise dans son lit devant un plateau-repas. Elle en est au plat de résistance, une tranche de rôti qui baigne dans son jus. Elle mange parce qu'elle a signalé qu'elle avait faim. Elle est calme. Je me présente en lui disant que je vais lui poser quelques questions.

Elle est tout à fait orientée dans le temps et l'espace. Elle dit ignorer la raison de son hospitalisation mais fait allusion au viol.

« Qu'est-ce qui vous fait dire que vous avez été violée ? »

Elle me répond calmement, en mâchant son bout de viande.

Cela se serait passé la nuit, durant son sommeil. Un de ses voisins a la clef de son appartement. « Vous savez ce que c'est que de se réveiller avec une douleur au vagin ? »

Je ne sais pas, bien sûr, mais les choses sont dites.

Elle se coupe encore un petit bout de rôti, trempe son pain dans le jus et m'avoue quand même qu'elle a bu quelques verres d'alcool dans l'après-midi.

Je ne suis pas là pour faire un diagnostic. Je suis seulement là pour répondre aux questions posées dans la réquisition.

À ce stade de l'entretien, j'ai suffisamment d'éléments pour faire mon compte-rendu. Je dis au revoir à la dame. Si elle savait toute l'agitation que cela a entraîné. La mobilisation, l'énergie, l'énervement, les procédures et les frais…

Dans le couloir, la responsable cadre du secteur psychiatrique s'entretient avec deux gendarmes. Le ton monte. Elle n'est pas d'accord sur ce qu'ils voudraient obtenir. Je comprends qu'ils essayent de négocier quelque chose.

Moi, je dois encore me concentrer. Il est tard, les mots sont importants. Je suis fatigué. Je me demande une fois de plus ce que je fais là, à quoi ça va servir.

Au moment de remettre mon compte-rendu aux gendarmes, la discussion n'a toujours pas diminué d'intensité. Je les laisse.

Sait-on que pendant plus de deux heures, le secteur était dépourvu de médecin urgentiste ?

Il y aura toujours quelqu'un pour justifier cette nécessité, cette urgence à devoir évaluer une vieille dame au jouet en plastique, six heures après les faits, examinée depuis longtemps, traitée en plus par deux psychiatres. Oui, une dame calme, plutôt rigolote avec sa fourchette et son couteau devant sa barquette en plastique blanc. Des armes certes, mais pour découper seulement sa tranche de rôti qui baigne dans son jus. Aucune agressivité. Non.

J'aimerais penser que ma contribution a été nécessaire, considérer cette intervention comme si on m'avait fait l'honneur de prendre l'avis d'un expert.

Ne nous leurrons pas.

Vous avez demandé une histoire de dingue, ne quittez pas...

Au fait, s'est-on préoccupé de savoir si elle avait été vraiment violée ?

Ah ! La grande échelle…

Parfois les nuits d'hiver sont douces dans notre région.

Sur la terrasse de l'appartement, au cinquième étage, il n'y a que la mer devant nous. À cette heure, c'est un horizon noir avec un bord blanc d'écume et de plage. La lune est en face, discrète, dans un ciel étoilé.

Pendant quelques secondes, je respire profondément. Je me remplis de ce paysage, de cette tranquillité passagère. J'occulte l'agitation autour de moi.

En bas, la rue est bloquée. La police a fait le nécessaire pour que la grande échelle puisse se déployer. Plus que jamais, la nuit a quelque chose d'étrange, de mystérieux. C'est un cliché mais c'est ce que je ressens sur le moment. Le bord de mer est désert. Il est bien tard et aucun curieux ne s'arrête ou ne se penche à sa fenêtre pour observer ce qu'il se passe.

Le patient de 70 ans est hissé sur la nacelle de l'échelle perchée au dernier étage. Il revient de loin, celui-là. Il a vraiment échappé à la mort.

Maintenant, il dort, il est stable. Il a bénéficié d'un coma artificiel, ce qui met son cerveau au repos afin de le protéger au mieux. Le brancard est bien fixé, le patient sanglé, le matériel médical solidement attaché. La manœuvre est parfaite. Je regarde encore la mer, la lune, le ciel. C'est tout simplement beau.

Avec l'infirmière on va descendre à pied. On n'a pas le choix. La réglementation concernant le poids toléré dans les nacelles a changé. Le patient restera seulement un court instant non médicalisé, accompagné d'un pompier pour la descente. Il n'y en a pas pour longtemps.

Depuis le début, cette intervention n'a pas été une mince affaire. Il faut dire que nous avons été appelés alors que nous étions déjà sur une autre intervention. Il a fallu classer les priorités, faire un choix. Le médecin régulateur était particulièrement ennuyé. Notre équipe médicale était seule sur le secteur. Finalement, je déciderai de laisser le patient pour lequel je viens d'initier un traitement. Les pompiers ont comme consigne de faire au plus vite pour l'emmener à l'hôpital. Pendant ce temps, nous nous rendons auprès de l'autre patient dont l'état paraît le plus grave.

En effet, l'homme est sur son lit, d'une blancheur extrême, en sueur, la poitrine cisaillée par une douleur transfixiante. Il peut à peine parler. L'infirmière pose les électrodes sur son thorax.

Sur l'écran du scope, on voit des troubles graves du rythme cardiaque. Je lève la tête et reconnais le chef d'agrès de l'ambulance. En général, avec cette infirmière et lui, nous formons un trio détonnant, c'est-à-dire que tout se complique, s'aggrave. Les interventions durent plus longtemps que prévu. On frise la catastrophe mais la fin est en principe heureuse.

Ça ne loupe pas. L'infirmière n'a pas le temps de lui poser une perfusion, le patient se met en arrêt cardiaque. On l'extirpe rapidement de son lit et on l'allonge sur le plancher au milieu du salon. Sur un plan dur, le massage cardiaque sera de meilleure qualité. Son épouse ne comprend pas du tout ce qui se passe. Elle est devant le fait accompli. Ça n'avait pas l'air si grave au départ.

Il va falloir réanimer pendant près de quarante minutes, masser, intuber, choquer de nombreuses fois, injecter beaucoup de produits, essayer de récupérer un rythme cardiaque. Cela demande une concentration permanente. La comparaison avec l'image du lait sur le feu est assez parlante. Quelques secondes d'inattention et tout peut nous échapper.

Au bout d'un long moment le cœur du patient se remet en route. L'électrocardiogramme confirme un infarctus du myocarde. Qu'est-ce qu'un infarctus ? Très succinctement, c'est une partie du cœur qui ne se contracte plus.

Pour quelle raison ? Une artère se bouche : une petite artère du cœur appelée coronaire. Nous en avons plusieurs et chacune irrigue un territoire déterminé.

Si on parvient à la désobstruer à temps, on peut espérer limiter les dégâts, voire même récupérer une fonction cardiaque presque normale. Cette course contre la montre est primordiale pour le patient. C'est aussi un moment stimulant dans notre métier.

Nous avons à notre disposition, dans notre sac médical, un produit qui fait office de débouche-artère pour une *reperfusion* précoce. On pratique ainsi une thrombolyse avec un médicament puissant qui agit sur la coagulation sanguine.

Le patient remplit toutes les indications pour recevoir ce produit qui n'est d'ailleurs pas sans risque. Il peut se mettre à saigner à tout moment. Une hémorragie cérébrale, c'est sûrement ce qu'il y a de pire.

L'infirmière injecte le produit. Les premiers effets bénéfiques sur le cœur peuvent mettre du temps à apparaître. Mais si ça marche on verra la normalisation de l'électrocardiogramme. Pour l'instant, le patient dort sur sa nacelle, quinze mètres au-dessus du sol. L'échelle descend doucement.

Oui, l'échelle descend doucement mais ne parvient pas à se replier complètement. Avec l'infirmière, nous attendons en bas et nous ne comprenons pas tout de suite. L'échelier tente de multiples manœuvres. Malgré cela, l'échelle reste bloquée immanquablement à cinq mètres au-dessus du sol. Il suffit que la nacelle prenne un certain angle pour que le système se verrouille. Et le temps passe, les minutes se font de plus en plus longues. Le malade est bloqué en l'air. S'il refait un arrêt cardiaque, même le pompier dans la nacelle ne pourra rien faire. Le temps passe tellement que le patient commence à se réveiller. Nous n'avions pas prévu une anesthésie de longue durée. C'était encore ajouter du matériel sur la nacelle. Il y a déjà un scope et un respirateur. C'est lourd et pas vraiment pratique à harnacher sur le brancard.

Et là, on voit l'inconcevable. C'est l'émission « Incroyable mais vrai », en direct.

Le patient se réveille et bouge dans tous les sens. On le comprend, il a une sonde dans la trachée, c'est très inconfortable. Avec l'infirmière, on se regarde, on en rigole jaune d'impuissance quand d'un coup on voit tomber la poche de la perfusion d'une hauteur de cinq mètres. On s'écarte pour ne pas la recevoir sur la tête. C'est surréaliste. Il faut vraiment s'imaginer sur une route déserte au bord de la mer, la nuit, avec une échelle de pompier qui monte et descend sans trouver de solution, une équipe médicale qui attend en bas, un patient haut perché qui s'agite sur son brancard et un pompier dans une nacelle qui fait tout pour le maintenir.

Il y a une chose positive. Si le patient bouge, c'est qu'il va mieux. Il était presque mort il y a une heure. Et même lorsque son cœur est reparti, il n'avait aucune réaction. Alors, gardons le sourire.

L'équipe des pompiers tente une manœuvre improvisée. De l'improvisation de haute voltige. Ils vont grimper le long de l'échelle jusqu'à la nacelle, désadapter le brancard et le faire glisser sur l'armature en métal, en l'assurant avec des cordes, pour le faire redescendre. Ça peut paraître dangereux pour tout le monde mais c'est la solution la plus rapide, certainement la mieux adaptée.

Quinze minutes plus tard nous récupérons notre patient. Un grand moment. Inoubliable...

Cependant l'intervention est loin d'être terminée. Il faut nous rendre au centre de cardiologie le plus proche pour pratiquer une coronarographie, apprécier l'état de ses coronaires. Il y en a pour quarante minutes minimum.

L'infirmière doit remettre une perfusion. Tout s'est arraché dans la chute. Entre-temps je retire le tube de sa trachée. Il s'agite trop. Nous ne pourrons l'endormir que lorsque nous aurons à nouveau une voie veineuse (il vaut mieux protéger son cerveau). On recommence.

Ça y est, le patient est endormi et bien endormi. Tout est branché. Des fils et des fils.

Nous avons une belle surprise en refaisant l'électrocardiogramme.

Pendant que le patient était bloqué en l'air sur l'échelle, la thrombolyse (le produit qui débouche les artères du cœur) a fait un petit miracle. Son électrocardiogramme a commencé à se normaliser. Les signes électriques d'infarctus ont régressé.

Il est 4 heures du matin quand nous disons au revoir à l'équipe de cardiologie. Nous avons assisté à la coronarographie. C'est l'examen qui permet de voir le réseau de toutes les artères du cœur. Celle concernée est totalement débouchée.

Le lendemain, je prendrai des nouvelles du patient par téléphone.

Il est dans son lit, assis, réveillé. Il mange.

L'échographie cardiaque montre un cœur qui bat sans dommage. On peut espérer qu'il n'y ait aucune séquelle.

Le surlendemain, je rappellerai l'équipe avec laquelle nous avons travaillé une grande partie de la nuit. C'est important d'avoir ce genre de retour, d'information. Bien sûr c'est le genre de satisfaction qui renforce notre cohésion, notre esprit d'équipe, la confiance que l'on se fait mutuellement et le plaisir de travailler ensemble.

Une semaine plus tard, on me confirmera que le problème technique rencontré sur l'échelle provient du constructeur.

T'as de beaux yeux, tu sais...

Les gourmands connaissent parfois les affres du plaisir...

Il fait beau, le début de l'automne n'est pas loin, l'humeur est badine. Un couple et leurs enfants partent pour une petite cueillette. Ah ! les jolis fruits. On pourra faire de grosses tartes délicieuses en fin d'après-midi. Quelle bonne idée !

Miam. On se régale pour le thé.

Les enfants, eux, ça ne leur dit pas trop. Les infusions, les sachets qui baignent, ça n'a pas de goût. Il faut mettre des tonnes de sucre et on se fait engueuler parce qu'on en met trop. Non vraiment, l'eau chaude, c'est pour les vieux. Et puis la tarte, bof ! Il y a des biscuits au chocolat dans le placard du haut. Les gâteaux du supermarché, c'est sans surprise, on sait ce qu'on mange.

Alors cette tarte ?

Il ne faudra pas attendre longtemps pour que le couple finisse aux urgences. Ce sont les enfants qui ont appelé. « Ma mère voit des éléphants roses. Mon père voit des loups verts. Tout à l'heure ils voyaient d'énormes serpents fluorescents accrochés au plafond. »

Bref, les pauvres voient des animaux qui n'ont pas vraiment leur taille habituelle ni leur couleur et qui seraient prêts à leur faire la conversation. Ces effets psychédéliques paraissent amusants mais les deux gourmands sont terrorisés. Leur cœur bat aussi rapidement que s'ils venaient de faire un cent mètres, ils ont de la température, le visage rouge, une sécheresse de la bouche, ils ont très soif, une soif intense avec une importante faiblesse musculaire. Et ils délirent.

Le monsieur a en plus très envie d'uriner, sa vessie est pleine, il a beau forcer, il n'y arrive pas, ça fait très mal.

La dame voit double, elle a d'énormes difficultés à accommoder sa vision. Mais quel beau regard ! Ses pupilles sont extrêmement dilatées, immensément noires, cernées d'une couronne bleue. Ça ne vous rappelle pas quelque chose ?

Oui, ces femmes qui prenaient de la belladone (*Atropa belladonna*) à la Renaissance pour avoir un regard attirant, séduisant, captivant. Des yeux si grands. Des pièges ravissants.

Les Italiennes qui voulaient être belles appliquaient sur leurs yeux quelques gouttes du jus de belladone qui avaient pour effet de dilater leurs pupilles et de leur donner de profonds yeux noirs. D'où l'expression *belladonna* ou « belle femme » en italien.

La dilatation des pupilles serait une des manifestations de l'excitation sexuelle, inconsciemment perçue par les hommes.

À la suite d'une étude méticuleuse de diverses préparations faites par le professeur de médecine clinique allemand Karl Himly, en 1802, les ophtalmologistes commencèrent à utiliser l'*Atropa belladonna* pour effectuer des examens des yeux.

On lui prête par ailleurs un usage rituel, notamment lors des sabbats. Les « sorcières » avaient alors pour usage de la mélanger à d'autres plantes toxiques, dosées entre elles afin d'en annuler les effets vénéneux, le tout formant une pommade. Celle-ci était alors appliquée sur la peau, et en pénétrant l'organisme, provoquait des hallucinations qui donnaient alors l'impression aux « sorcières » de voler et de « voir le diable », entre autres.

Cependant, la mort peut survenir après paralysie des voies respiratoires et action sur le système nerveux central.

Alors méfiez-vous de ces baies qui ressemblent étrangement à des petites cerises noires, au goût sucré, au jus mauve lorsqu'on les écrase ou les mord. Elles sont parfois appelées belle-dame, le bouton noir, la cerise du diable, la guigne de côte, l'herbe empoisonnée, la morelle furieuse, la morelle marine.

Quels que soient leurs noms, elles ne sont pas mauvaises à manger. Méfiez-vous donc doublement.

On trouve la même molécule qui cause ces symptômes dans certains médicaments indiqués pour le mal des transports. Ça peut donner quelque chose de semblable quand, lors d'une soirée, quatre jeunes s'amusent à faire un cocktail en mélangeant à l'alcool ces comprimés pilés.

C'est ma première garde en tant qu'interne et ce petit monde débarque à deux heures du matin, complètement halluciné. Deux sont particulièrement effrayés, agités. Ils vont se faire dévorer. Car les ours sont là, partout. Ils arrivent de droite, de gauche, sortent d'on ne sait où. C'est un grand moment… Les jeunes ne tiennent pas en place. Pas la peine d'essayer de les raisonner. Il n'y a qu'une solution. Il va falloir les attacher un moment, les calmer.

Tu parles… Ils se sont mis à courir dans le service. La chasse à l'ours est ouverte. Enfin, la capture de ces quatre patients serait déjà une bonne chose. Je demande du renfort pour les maîtriser. Il y a aussi les autres patients qui ne comprennent pas pourquoi on attend à 2 heures du matin pour un doigt coincé dans une porte ou une plaie sous le pied négligée depuis une semaine. Le service est plein. Et ça continue d'arriver. C'est un cauchemar. C'est samedi soir, n'oublions pas. Le médecin senior est occupé ailleurs dans les étages de l'hôpital. Au secours. Si c'est comme ça tout le temps, je me vois mal tenir une carrière entière…

L'heure qui avance me console un peu. Vivement 8 heures que ça se termine.

On a attaché les deux plus terribles sur le brancard. Pieds et mains liés. Et voilà qu'ils sont maintenant en rétention aiguë d'urine. Ils n'arrivent plus à pisser. Il va falloir leur passer une sonde dans l'urètre pour évacuer la vessie. Aïe, aïe, aïe. Ce n'est pas ce qu'il y a de plus drôle au programme.

Je remarque que leurs pupilles sont vraiment dilatées, extrêmement ouvertes. L'un a pour prénom Gabin, ce n'est pas commun. Si j'avais la force de plaisanter, je lui demanderais volontiers une petite réplique du film *Quai des Brumes* : « T'as de beaux yeux, tu sais… »

Les ensevelis

Assurer le soutien sanitaire est une des missions de l'équipe médicale chez les pompiers. En prévision d'un accident, parfois en prévention.

C'est le cas, par exemple, pour un incendie dans un appartement. Nous sommes là, prêts à intervenir pour secourir ceux qui combattent le feu s'il leur arrivait quoi que ce soit.

Dans ce genre d'intervention, même en respectant les règles de sécurité, les risques sont multiples (traumatisme, brûlures, électrisation, électrocution, coup de chaleur, intoxications aux fumées...).

Si la vie des pompiers n'est pas tous les jours en danger, il y a parfois des imprévus qui peuvent virer au drame.

Le feu a commencé un peu avant midi. Nous sommes en poste, en attente, à l'écoute.

Apparemment c'est un atelier du rez-de-chaussée qui s'est embrasé. Les flammes ont très vite gagné l'appartement du dessus et ça brûle déjà beaucoup.

Il faut imaginer un feu en pleine ville, dans un immeuble entouré d'immeubles. L'évacuation des appartements et des commerces adjacents est rapidement mise en place.

Une fumée noire, épaisse, flotte au-dessus du quartier. Il y aurait des matières toxiques dans l'atelier. Ça se complique.

En tout cas, on a la certitude qu'une bouteille d'oxygène est dans l'appartement. Le propriétaire est insuffisant respiratoire chronique.

D'accord, mais quel est le risque d'explosion ?

Ce qui devait être réglé rapidement prend du temps. Il est 15 heures. Trois heures sont passées. Dans le ciel, le nuage de fumée noire ne cesse de s'épaissir. On le voit de loin, de très loin. Les passants lèvent la tête, s'interrogent. Aux alentours, les rues sont bloquées. Les commerces n'ont toujours pas rouvert. L'air est rempli d'une odeur caractéristique, forte, nocive. Les pompiers continuent, s'activent mais le feu semble les narguer. L'atelier regorge de matières inflammables.

15 h 20, une effervescence soudaine s'empare des hommes. Un plancher de l'appartement vient de s'effondrer. On apprend que deux pompiers sont tombés. Ils seraient même ensevelis. Qu'est-ce que cela signifie ?

De l'endroit où nous sommes situés, l'équipe médicale ne voit rien.

Pour se rapprocher de l'appartement en feu, il faudrait traverser un porche puis une cour intérieure. Nous restons en retrait bien sûr. Nous ne sommes là que pour la partie médicale. Il faut attendre qu'on ait pu retirer les deux hommes des décombres pour qu'on puisse commencer à travailler.

Je demande immédiatement du renfort sur les lieux : un autre médecin.

Dans quel état sont les deux victimes ? Je ne sais pas. Mais il faut se préparer au pire. Sont-ils vivants ? L'émotion est forte autour de nous.

Il faudra du temps pour les localiser. Pourquoi ? Difficile d'imaginer ce qu'est un appartement en feu, dans des fumées noires, sous des gerbes d'eau, sans visibilité. Il faut au moins y avoir été confronté une fois pour comprendre. On n'oublie pas. Des tonnes de gravats sont tombées d'un coup. Et le temps qui passe fait monter la tension.

Les pompiers redoublent d'énergie. C'est une fourmilière en pleine agitation. Les visages sont graves, creusés, alourdis, bouleversés. Ils sont concentrés. Ils en oublient la fatigue, la faim, car ils n'ont pas mangé. C'est bien la dernière de leurs préoccupations.

« On va les sortir de ce putain d'enfer. »

J'ai du mal à visualiser l'enfer dont ils parlent mais je ressens vraiment l'ampleur de l'émotion qui agite l'équipe. Il y a une solidarité évidente. Une solidarité qui se compte aussi en moyens.

En quelques minutes la logistique a basculé. Hommes et matériel arrivent en renfort. L'enjeu humain change la donne.

Les deux noms des victimes circulent. L'un a 26 ans, l'autre n'en a pas 40. Je comprends que ce sont les potes de tout le monde, que sur les rangs de l'amitié, ils sont sur une haute marche du podium.

Pour l'instant, je me sens spectateur plus qu'acteur mais je m'organise mentalement. À quoi dois-je m'attendre ? Je me fais mon scénario. Je pense vaguement au *crush syndrome*, aux membres qui restent écrasés pendant plusieurs heures et qui entraînent des pathologies spécifiques. J'espère qu'on n'y arrivera pas, qu'on parviendra à les sortir avant.

Première bonne nouvelle, ils sont vivants. Un trou aurait été percé au milieu des gravats et on parviendrait à communiquer avec l'un d'entre eux. Ça paraît rassurant mais je ne me rends pas du tout compte de la situation. L'équipe médicale reste à l'écart.

Une heure quinze plus tard. C'est un chantier démentiel. Il est 16 h 30 et les deux hommes sont toujours prisonniers des gravats. On dit qu'un des deux pompiers aurait la jambe écrasée et qu'il souffrirait terriblement.

On me demande d'intervenir, d'aller au contact des victimes. Je ne sais pas ce que je vais découvrir. Les explications ne sont pas claires. Qu'est-ce que je dois prévoir ? L'ambiance est très tendue, confuse.

Parce que la situation est assez exceptionnelle, il paraît plus difficile de trouver les bons interlocuteurs. Il faut ajouter à cela un grand sentiment d'impuissance. Ceux qui sont là depuis le début du feu ont du mal à laisser leur place. Ils auraient besoin de se reposer un peu, de pauser, de manger. Ils boivent, c'est déjà ça.

Ce sont leurs amis qui sont sous les gravats et c'est insupportable… Ils ne peuvent pas lâcher. Car plus les heures passent, plus ils se sentent responsables de ne pas réussir à les sortir de cet enfer. Ce serait terrible s'ils mouraient. Ils ne se le pardonneraient pas.

On m'emmène sur les lieux. J'emporte avec moi de quoi perfuser et calmer la douleur. Je passe d'abord le porche. La petite ruelle déborde d'eau et de tuyaux. C'est une rivière qui coule à fort débit.

Arrivé dans la cour intérieure, je découvre le spectacle. C'est saisissant. La fourmilière est en guerre, les bottes à moitié noyées dans l'eau. Les flammes font encore rage. Elles s'échappent par les fenêtres. Le premier étage est toujours embrasé. On dirait qu'une bombe est tombée sur l'immeuble. Je ne m'imaginais pas cela. Je pensais que le feu était maîtrisé.

Plus j'avance, plus je comprends ce que c'est que l'enfer. On m'accompagne dans ce que devait être l'entrée de l'atelier. Les murs sont noirs, il fait très chaud, des ventilateurs soufflent pour essayer de repousser les fumées vers l'extérieur, dans la cour. C'est très bruyant, même assourdissant. Les moteurs tournent de tous les côtés. Au-dessus de nous le reste de plancher crépite. J'aperçois des visages que je connais. Les traits sont tirés. Il y a un épuisement manifeste, un découragement aussi, je pense.

C'est comme si j'atterrissais brutalement dans un champ de bataille où beaucoup de choses sont à terre. Il me faut comprendre ce qui se passe vraiment. Mais tout va très vite. Trop vite pour saisir où je suis. On me montre du doigt là où il faut que j'aille. Je dois grimper sur le bas-côté, escalader un monticule de gravats. À ce moment, seulement, j'aperçois le fameux trou dans un conglomérat de matériaux, à deux mètres du sol. Il est profond, encombré de fumées, et ne dépasse pas cinquante centimètres de diamètre. Pour dire vrai, j'ai du mal à distinguer quelque chose. C'est très irrespirable malgré les ventilateurs.

« Tu es arrivé au pire moment », me dira-t-on.

Au-dessus l'eau ruisselle de partout. On continue d'arroser le premier étage. En moins de trente secondes, je suis complètement trempé.

Je finis par apercevoir, dans ce fameux trou, un casque et un masque d'ARI (appareil respiratoire isolant) plaqué sur un visage. C'est une vision étrange. Pour donner une idée, cela pourrait ressembler à un masque à gaz. Mais ce masque, lui, est relié à une bouteille d'air comprimé qui permet de respirer au milieu des fumées avec une autonomie de vingt minutes environ.

Oui, la vision est étrange, je ne vois du visage que ce masque. Et il semble posé comme au fond d'un four à pizza qu'on viendrait d'allumer. C'est terrible. Où suis-je ? Deux mains se tendent vers moi. Il m'a aperçu. J'essaye de communiquer. C'est totalement impossible. Le bruit est infernal, la fumée redouble. J'attrape ses mains, ôte un gant. C'est une éponge. Qu'est-ce que je peux faire ? Pas grand-chose. Chercher une veine sur sa main, mettre une perfusion ? Ce serait totalement dérisoire, gênant pour l'extraction. D'ailleurs, les arrosages se sont intensifiés. Il pleut carrément sur moi et aucun pansement ne tiendrait sur sa main. Tout ça est inutile. J'ai l'impression qu'on m'a jeté dans la cage au lion et qu'il faut que je sorte vite de là. Les fumées ont augmenté, c'est irrespirable. Mes yeux me brûlent, je ne vois plus rien. Il faudrait que je sois équipé d'un ARI. Non, non, non, à quoi bon insister…

En quelques minutes, je réalise la complexité de cette intervention, sa difficulté, son danger.

Avec le recul, je réalise aussi que j'ai été la cinquième roue du carrosse. On ne savait plus quoi faire.

Bien entendu, la seule priorité consiste à les sortir des décombres. Mais comment ? Toute la difficulté est là. Apparemment beaucoup de choses ont déjà été essayées.

Je retourne auprès de mon équipe et leur explique ce que j'ai vu, ce que j'en ai compris. Un seul des deux pompiers ensevelis est visible (le masque dans le four). Il est debout et respire grâce aux bouteilles d'air qu'on a pu faire passer, probablement par le trou. L'autre est complètement prisonnier des gravats, couché sous le poids qui l'écrase.

J'apprendrai plus tard ce qui s'est passé, comment il a résisté, comment il a survécu, ce qu'il a vécu. Nous en avons longuement parlé ensemble, après coup. C'est un miraculé.

En effet. Le plancher s'effondre. Son corps est d'abord coincé puis lentement plaqué au sol. Il ne peut pas lutter contre la lourdeur et la force qui l'écrase. Une poutre appuie sur une de ses jambes. Très vite, il manque d'oxygène et ne peut retirer le masque plaqué sur son visage. Ses mains sont coincées le long de son corps. Il est comme dans un fourreau, une gaine. Il n'y a plus aucun espace. La bouteille d'air comprimé, accrochée à son dos, est vide. S'il parvenait au moins à dégager ce masque qui l'étouffe...

En forçant, il réussit à tourner un peu la tête de quelques centimètres et arrive à libérer un interstice entre sa bouche et le masque. C'est ce petit espace, au milieu des gravats, qui va le sauver malgré le peu d'oxygène ambiant, l'air toxique, les fumées et l'eau qui s'infiltre, s'infiltre encore et manque de le noyer à plusieurs reprises.

C'est un cauchemar qui va durer plus de trois heures. Un temps interminable pendant lequel il va se voir mourir en se demandant que font ses collègues. Pourquoi ne viennent-ils pas le délivrer ? Parfois il éprouvera de la colère, une peur immense, une angoisse terrible. Il a 26 ans et pense à sa fiancée, à sa famille. C'est ce qui l'aide à tenir quand il est au bord de l'asphyxie, que la poutre qui appuie sur sa jambe lui fait atrocement mal. Il perdra plusieurs fois connaissance. À un moment, la notion du temps lui échappera aussi. Heureusement.

Il est 18 h 30 lorsqu'on annonce que les deux ensevelis vont être libérés. La dernière heure a été très éprouvante. Beaucoup de pompiers étaient à la limite de leurs forces et ont été contraints de se reposer. Certains ont même fait des malaises. Cela a été une vraie épreuve physique et mentale. Mais à l'annonce de la bonne nouvelle, les plus fatigués se relèvent, enveloppés de leur couverture de survie. Une couverture couleur doré qui brille comme une papillote dans la nuit. Il y a presque un air de fête. Dans quelques jours, c'est Noël. Ils sont là, debout, et ne manqueraient pour rien au monde l'arrivée de leurs collègues. La scène est très émouvante.

Je suis moi-même ému par cette belle solidarité. L'attente a été rude mais la fin est sereine.

Je m'occuperai du plus jeune, le plus enseveli, le miraculé.

La seule urgence médicale sera de l'emmener au caisson hyperbare. Il a respiré beaucoup de monoxyde de carbone et de fumées toxiques. Pour le reste de ses blessures, il n'y a pas de traumatisme qui mette sa vie en danger.

Ce que je voudrais saluer ici et que j'ai ressenti, particulièrement pour cette intervention, c'est d'abord le travail des pompiers face à des situations dont on ne mesure pas toujours le danger.

Deux pompiers luttaient pour survivre mais, autour, il y avait les autres, tous les autres, les amis les plus proches ou les simples collègues qui se battaient avec courage, témérité et cœur, dans une grande solidarité.

Drapeau rouge ?

Ce jour-là, le ciel était gris, la mer déchaînée.

J'avais terminé une formation en médecine de catastrophe. Nous avions répété toute la nuit, dans les galeries d'un bunker de l'arrière-pays, un scénario digne d'une guerre sanglante. De vaillants volontaires s'étaient prêtés au jeu des victimes, endossant leur rôle consciencieusement. L'hymne à la douleur n'avait pas manqué de réalisme. Les corps éparpillés, les gémissements, l'affolement, les plaintes, les cris, tout était là. Pour les plus atteints, les blessés de l'extrême, ils avaient reçu comme consigne de garder le silence. Logique pour un traumatisé crânien qui vient de se prendre une balle dans la tête !

Nos formateurs avaient organisé la tuerie d'une main de maître.

Avec une équipe de pompiers, d'infirmier(ère)s et de médecins, nous devions évaluer l'ampleur du massacre, répartir au mieux les tâches, regrouper ou non les victimes, les classer, les traiter, les évacuer… mettre en pratique les arbres décisionnels théoriques que nous avions répétés toute la semaine.

J'ai toujours eu un peu de mal pour ce genre de cinéma. Un patient qui ne va pas bien, ça se voit en général. Ça sollicite des réflexes. Mais devant un gars qui joue le moribond avec une pancarte autour du cou où sont déjà notées ses lésions pour les besoins du scénario, j'avoue, je suis un peu déconcerté.

— Faut faire semblant ?

— Oui, faut faire comme si.

— OK, alors je sors le stétho.

Bref, ce jour-là le ciel était gris et la mer déchaînée. Le stage était terminé.

J'aime me baigner, me jeter dans les vagues. Si l'eau est un peu fraîche, c'est encore mieux, elle tonifie, elle efface la fatigue. Il était 17 heures. Les places de parking ne manquaient pas le long du bord de mer. Je n'avais donc aucune raison de résister à ce bain.

Certains auraient pu dire que j'étais imprudent. La saison des surveillants de plage n'était pas encore ouverte. Pas de vigile aux jumelles sur leur mirador. Pas de drapeau rouge, non plus, pour dire attention danger. C'était donc une affaire d'appréciation personnelle, un choix délibéré, à mes risques et périls.

En Méditerranée, les jours de grand vent, de grandes vagues, il y a un moment pour entrer dans l'eau et un moment pour en sortir, un endroit stratégique pour patienter. Jamais trop près du bord pour ne pas s'épuiser dans les remous. Il faut attendre la vague, celle qui vous porte jusqu'à la plage.

Voilà un quart d'heure que j'étais dans l'eau avec ce plaisir d'être secoué, chahuté, tout en restant dans la maîtrise. Par maîtrise, j'entends sécurité. J'étais au-delà des quinze mètres, juste ce qu'il faut pour éviter les gros volumes d'eau qui peuvent vous écraser, vous plaquer contre les galets, vous assommer, vous noyer.

Sur ma gauche, à trente mètres de moi, depuis quelques minutes, il me semblait que quelque chose n'allait pas ou n'allait plus. Les seules personnes qui étaient dans l'eau avant mon arrivée, s'agitaient maintenant d'une drôle de façon. La femme paraissait plus en difficulté. Parfois, il suffit de se mettre sur le dos pour récupérer, flotter un instant et reprendre une vraie respiration. Le creux des vagues m'empêchait de les voir en permanence, mais à juger la façon dont ils nageaient, ils étaient à bout de forces et cherchaient à sortir. Sortir là où ils avaient laissé leur serviette ; ce qui les obligeait à lutter contre le courant, à s'épuiser un peu plus.

Le temps de les rejoindre, une longue vague les avait aidés à sortir. La femme était maintenant allongée sur le côté, consciente, mais fixant les galets d'un regard exténué, tremblante, les lèvres bleues. Elle avait 60 ans, elle en paraissait 80, à bout de souffle, frigorifiée.

Durant la nuit, j'avais répété un scénario avec un matériel médical conséquent et des aides de camp à volonté pour des fausses victimes en pleine santé. Là, j'étais en maillot, sur une plage de galets presque déserte, sans stéthoscope, sans scope, sans oxygène, à la guerre comme à la guerre.

J'avais fait signe à un gars d'appeler les secours avec son portable. La patiente s'était mise d'elle-même en position latérale de sécurité. Elle avait envie de vomir. Je l'avais essuyée, couverte, et j'avais collé mon oreille contre son dos pour écouter comment l'air passait dans ses poumons. Pour moi, c'était une première ; la médecine d'urgence avec les moyens du bord. À savoir le strict minimum.

J'avais informé le mari de ma profession pour qu'il ne se méprenne pas.

Chaque fois qu'elle inspirait, j'entendais des crépitements au passage de l'air. Des crépitements suffisamment forts pour en déduire qu'elle avait une quantité importante d'eau dans les alvéoles. Son état allait sûrement s'aggraver mais je ne pouvais que la rassurer en lui disant que les secours arrivaient.

En effet les pompiers sont arrivés rapidement, bien que l'attente paraisse toujours excessive dans ces cas-là.

J'étais content de voir une équipe et d'avoir à disposition une ambulance dans laquelle j'allais trouver du matériel : masque d'oxygénation à haute concentration, couverture de survie, perfusion et sonde gastrique avec aspiration pour vider l'estomac. J'avais d'ailleurs complètement oublié ma tenue. C'était sûrement drôle à voir. Un médecin en maillot de bain avec un stétho autour du cou. Encore une première. Une parodie franchouillarde d'*Alerte à Malibu*...

Je me souviens de la tête de ma collègue médecin du Samu lorsqu'elle a ouvert la porte de l'ambulance, quelques minutes plus tard, pour prendre le relais... Il doit y avoir au moins une photo qui traîne sur un portable.

Une fois les transmissions médicales terminées, je suis retourné à l'eau, dans les vagues pour profiter un peu et faire le point sur ce qui venait de se passer si vite.

Dans la soirée j'ai pris des nouvelles. La dame avait été intubée et mise sous assistance respiratoire. C'était l'affaire de quelques jours pour l'aider à passer un cap.

Elle s'en est très bien sortie.

Il n'y a pas si longtemps, j'ai repensé à cette intervention.

Ce jour-là, j'étais de garde chez les pompiers. Nous étions mi-octobre, il était 19 heures, et sur la plage, au bord de l'eau, des habits et une paire de chaussures faisaient un petit tas, un petit tas de trop. Il n'y avait personne à côté des vêtements. La mer était aussi lisse qu'un lac. La plage était déserte, en dehors de quelques vieux pêcheurs qui palabraient sur la digue devant leur canne à pêche, espérant que ça morde.

Devant le tas d'affaires abandonné, et inquiet de ne voir aucun baigneur à l'horizon, un badaud zélé s'était enquis d'appeler les secours.

Nous sommes donc arrivés en fanfare avec comme motif de départ une recherche en mer pour une personne disparue. Ce qui a mobilisé sur terre, un officier avec son conducteur, une ambulance, une équipe médicale et un plongeur. En tout neuf personnes. Tandis qu'en mer voguait une vedette avec au moins deux autres pompiers. La police était aussi sur place. Quatre agents minimum. Il manquait l'hélicoptère qui, je pense, n'aurait pas tardé, si, au loin, nous n'avions pas aperçu deux bras qui battaient l'eau régulièrement.

Entre-temps, un attroupement considérable de gens bien intentionnés s'était formé près des véhicules. Le rouge, ça ne passe pas inaperçu. Qui n'aurait pas essayé de comprendre ce que nous regardions vers l'horizon, ce que nous attendions ? Nous-mêmes, nous ne savions pas pourquoi nous restions là puisque la situation était claire. Au comble du ridicule, on nous prenait même en photo.

Au fur et à mesure que le nageur se rapprochait du rivage, on sentait qu'il ralentissait. Il était passé du crawl à la brasse pour maintenir sa tête hors de l'eau et contempler l'ampleur de la scène. Je comprends qu'un tel comité d'accueil puisse être impressionnant. J'aurais sans doute fait la même chose, ou peut-être rebroussé chemin, quitte à disparaître pour de bon.

Évidemment, il hésitait à sortir. L'eau est encore bonne en cette saison…

À quoi pensait-il, le pauvre ? *Il doit se passer quelque chose de grave ? Tous ces gyrophares… Quelqu'un s'est-il noyé ? Ce qui m'embête c'est qu'ils ont l'air de tous me regarder… J'hallucine ou les flics sont en train de piquer mes fringues. Qu'est-ce qu'ils me veulent, merde ? J'ai quand même bien le droit de nager ? Je la sens mal. Il ne manquerait plus qu'on me verbalise.*

D'ailleurs qui paiera la note pour tout ce dérangement ? Nous, vous, nos impôts.

En France nous avons des moyens et encore les moyens… Réjouissons-nous.

Alors, la prochaine fois que vous irez vous baigner en dehors des heures et des saisons syndicales, pensez peut-être à un petit papier que vous pourriez laisser sur vos affaires : « Je reviens. J'ai juste envie de me baigner, de me détendre après une journée de travail. À tout à l'heure. »

La mer, si près de nous, c'est un luxe dont on ne profite pas toujours.

Pourquoi faut-il insister ?

Dernièrement, un de mes enfants a eu un accident de sport au collège. Un traumatisme du talon, à l'atterrissage, après un saut de haie.

J'ai tout de suite été averti par les pompiers qui ont pris ma fille en charge et qui l'ont emmenée en ambulance aux urgences pédiatriques. Dans la demi-heure, le diagnostic est tombé. Fracture du calcanéum dans le sens longitudinal. Je n'avais jamais vu ce genre de fracture. La radio était impressionnante, comme si on avait découpé l'os à grands coups de disqueuse puis écarté les deux extrémités près du tendon d'Achille pour atteindre un angle de trente degrés. La chirurgie s'imposait.

Elle a été opérée en fin d'après-midi et c'est vers 20 heures qu'elle a retrouvé sa chambre, après la salle de réveil.

Lorsque j'ai demandé à rencontrer le chirurgien pour qu'il m'explique ce qu'il avait fait, on m'a répondu :

— Tout s'est bien passé, monsieur. Nous allons la surveiller de près cette nuit. Ne vous inquiétez pas.

— D'accord, merci, mais j'aimerais savoir quelle opération le chirurgien a décidé de faire. Avant d'entrer au bloc, il hésitait entre la voie transcutanée avec deux vis, ou bien une incision invasive qui risquait d'être plus traumatique avec des suites peut-être plus compliquées.

— Vous saurez tout ça demain matin, à 8 heures.

— OK.

Si je comprenais bien, on me demandait d'être patient, seulement patient. D'autre part, peu importe si je travaillais le lendemain.

— Juste une chose, madame, en tant que parent, j'aimerais être informé sur ce qui a été fait. Je vais avoir du mal à attendre jusqu'à demain matin.

— L'anesthésiste devrait passer. Il passe tous les soirs. Pour l'instant votre fille n'a pas mal.

— Non, elle n'a pas mal, en effet. Mais je ne crois pas que l'anesthésiste soit aussi chirurgien.

J'en étais à me demander pourquoi elle manifestait autant de résistance. Peut-être ignorait-elle tout simplement ce pour quoi ma fille avait été opérée. Les informations et les dossiers se perdent parfois d'un service à l'autre.

— Écoutez, on ne peut pas déranger le chirurgien s'il est au bloc. Et s'il n'y est pas, il est rentré chez lui.

Je sentais l'impasse.

— Peut-on appeler au bloc pour savoir s'il opère encore ? Dans ce cas j'attendrai.

Il me semblait incroyable que rien ne soit prévu pour renseigner les parents, quelle que soit l'heure. Était-ce possible tant d'hermétisme ? Comment pouvait-on accepter cela ? Au nom de quoi ? Mon épouse était restée là l'après-midi, elle n'avait pas été plus informée.

— Je vous ai dit que l'anesthésiste de garde allait passer.

— Très bien, madame. Je suis médecin urgentiste, j'ai travaillé ici, je connais une partie de l'équipe aux urgences. J'ai même emmené deux jeunes patients dans vos urgences aujourd'hui. J'étais de garde. Vous imaginez bien que j'en ai profité pour regarder la radio de ma fille, alors j'aimerais savoir. Il y a bien un orthopédiste de garde, un interne, quelqu'un…

— On va appeler, monsieur, a dit une autre voix, derrière moi.

Concluez ce que vous voulez, mais le fait d'être médecin a dû jouer, et je ne trouve pas cela normal. Pourquoi, en tant que parents, ne serions-nous pas tous égaux ?

J'ai laissé traîner mes oreilles dans le couloir. J'entendais mon interlocutrice au téléphone qui murmurait « Si tu peux le rassurer… ».

Elle m'avait sûrement classé dans la catégorie des emmerdeurs, des parents chiants qui s'inquiètent de tout ou de rien et qui, sans doute, la dérangent dans son travail. Mais de quel droit ?

Oui, quel parent n'aurait pas envie d'être rassuré ? L'information en fait partie. Sujet sensible pour moi, puisque j'avais effectué un travail en psycho sur les familles et l'attente aux urgences.

Une minute plus tard, on m'a passé le téléphone.

— Vous avez l'interne d'orthopédie en ligne.

C'était une jeune femme, à la voix douce, rassurante. Son nom ne me disait rien, le mien non plus, mais nous nous étions déjà vus, certainement. Elle avait pris des gardes dans le service d'urgence où je travaillais.

Elle m'a tout expliqué. Elle avait été présente durant l'opération. La réduction de la fracture était parfaite. La radio de contrôle l'attestait. Le chirurgien avait choisi la voie d'abord la moins traumatisante. Pour la suite, l'immobilisation serait longue et la rééducation aussi. Je l'ai remerciée chaleureusement.

Avec le recul, je me suis demandé ce qui clochait dans ce système de soins, ce qui était bancal ou boiteux, osons le dire.

Il n'y avait rien à redire sur la prise en charge des pompiers, l'acheminement, le diagnostic aux urgences, le traitement de la douleur, les moyens mis en œuvre. En plus de la radio, ma fille avait eu un scanner du pied pour vérifier l'intégrité de toute la structure osseuse. Par ailleurs, le chirurgien avait fait un travail remarquable.

Au final, nous ne pouvions qu'être satisfaits. Y a-t-il beaucoup de pays dans le monde où performance et compétence se conjuguent avec gratuité des soins ?

Oui mais… Nous pouvons sans doute mieux faire. Le côté humain est parfois laissé de côté. Ce n'était peut-être qu'une question d'heure ou de personnes ?

Alors faut-il insister en tant que parents, en tant que familles ?

Oui, sans hésiter.

Quand je me place de l'autre côté, celui de médecin, il m'arrive d'être débordé, indisponible. Mais une famille qui se manifeste, c'est pour moi une certitude, elle doit être informée en respectant le cadre du secret médical, bien sûr.

15 ? 18 ? 112 ? Faites quelque chose...

C'était une soirée agréable, en dehors de la maison. Un couple avec des enfants oublie souvent de se retrouver seul. Les occasions manquent peut-être, ou l'envie de s'organiser fait défaut. Nous étions au restaurant. Nous avions longuement parlé de nos parents, de ce qu'on pouvait trimballer d'une génération à l'autre. C'était intéressant de pointer les non-dits, de réaliser ce qu'ils avaient verrouillé, de comprendre qu'on avait peut-être intérêt à être clair avec nos enfants sur notre propre histoire ou notre « pré-histoire ».

Nous sommes sortis du restaurant avec cette joie qu'on peut ressentir lorsqu'on se sent libre et en confiance avec quelqu'un. Nous n'avions pas fait deux mètres qu'un corps est tombé devant nous. C'était une femme d'une trentaine d'années qui venait de se jeter du troisième étage. Elle avait un peu rebondi sur le store de la terrasse du restaurant mais le bruit avait été impressionnant. Un bruit court, sourd et lourd qu'on entend pendant longtemps.

Elle était pratiquement à mes pieds, encore consciente et en quelques secondes son visage s'était tordu, son corps s'était raidi, elle convulsait. Je l'avais mise sur le côté, et en la tournant j'avais constaté une partie des dégâts. Ses bras, ses poignets, ses jambes étaient fracturés. Son thorax craquait et la crise convulsive durait. Il y avait de quoi être troublé mais la foule ne pouvait pas s'empêcher de se serrer, de regarder.

En général, parmi les spectateurs, il y a toujours une ou plusieurs personnes pour dire ce que vous devez faire, comment le faire. « Mettez-lui une cuillère dans la bouche. Il ne faut pas qu'elle se morde la langue. » On aura beau expliquer que c'est notre métier, les conseils continuent. Ça rassure les plus bavards, probablement.

Que le temps m'a paru long ! Tout médecin que je suis, devant un cas si grave, je me suis senti démuni. Elle avait vraiment besoin d'être *techniquée* médicalement.

Quelqu'un criait : « Faites quelque chose, c'est affreux, on ne peut pas la laisser comme ça. » Bien sûr les secours avaient été appelés. 15 ? 18 ? 112 ? Je ne savais pas quel numéro avait été composé, mais j'avais trouvé l'attente particulièrement insupportable.

Je me souviens de la réflexion d'une anesthésiste-réanimatrice qui, un jour, en formation, nous avait clairement dit : « Moi, toute seule, au bord de la route, s'il y a un blessé grave, je ne sais rien faire. Je préfère ne pas m'arrêter. Je ne suis plus médecin, je suis bonne à rien. J'ai seulement appris à travailler en équipe avec le matériel nécessaire. »

J'avais été un peu surpris mais c'était réaliste. J'étais maintenant dans le cas concret, à attendre que les convulsions cessent. Je continuais à tenir la patiente en position latérale de sécurité. Un gros hématome bombait la partie postérieure de son crâne. Elle devait saigner à l'intérieur de son cerveau.

J'ai pensé aux familles à qui le médecin régulateur du centre 15, devant le tableau clinique décrit, demande parfois au téléphone de pratiquer le massage cardiaque sur le père, la mère, le frère, le conjoint ou l'enfant ; ceci avant que les secours n'arrivent. C'est vrai que ça peut sauver une vie.

Mais quelle que soit la façon dont ces gestes seront pratiqués, il n'y a aucun jugement à émettre. Faire des compressions sur le thorax, plus ou moins bien, c'est toujours mieux que rien. C'est déjà assez traumatisant de découvrir quelqu'un de sa famille en arrêt cardiaque. Évitons en plus de leur reprocher de ne pas l'avoir sauvé.

Le Samu a débarqué.

La police a fait le vide.

Nous sommes rentrés chez nous. Finalement, c'était une fin de soirée bizarre.

La femme est morte dans l'heure qui a suivi.

Les inséparables

Il y a dans de beaux immeubles bourgeois entourés de verdure, en plein centre-ville, de vastes appartements très silencieux. Autrefois la vie y grouillait certainement. Autrefois… Mais pour certaines personnes, l'âge puis le vieillissement ont lentement obscurci leur quotidien, éclairci leurs relations jusqu'à ce que la maladie vienne sceller autour d'eux un vide définitif.

Le vieux couple ne vit plus que dans une pièce étroite, sombre, rectangulaire. Une pièce qu'ils ne quittent jamais. Comment le pourraient-ils ? Ils sont grabataires. Ils ne connaissent plus que leur lit, chacun le sien. Les fauteuils moelleux du salon, ils les ont sûrement oubliés, depuis le temps. Alors, leur lit médicalisé, qui se veut confortable, reste le seul espace qui délimite leur vie. Un espace qui grandit sournoisement au fur et à mesure qu'ils maigrissent. Car ce n'est plus de la maigreur mais de la cachexie. Sous les draps, il y a deux squelettes encore vivants que recouvre une couche de peau aussi fine que du papier à cigarette.

Ils ne se parlent plus. Comment le pourraient-ils ? La dame a fait un accident vasculaire cérébral et a perdu l'usage de la parole. Le monsieur ne fait que gémir, c'est un corps de douleur. Il a de la morphine pour son cancer de l'estomac métastasé, des doses qui brouillent son esprit, sa conscience.

Il est alimenté par une sonde qui traverse son ventre et s'abouche dans l'intestin pour court-circuiter l'estomac.

Ils ne se voient pas non plus. Comment le pourraient-ils ? Il n'y a pourtant que quelques centimètres qui séparent leur lit et un petit décalage qui les empêche d'être en face l'un de l'autre. Ils ne pourront plus jamais se donner la main. Leurs pieds regardent leurs pieds, c'est tout. Quant à la force qu'il leur faudrait pour parvenir à soulever le buste et apercevoir l'autre qu'ils ont aimé, c'est irréalisable.

Quand nous entrons avec l'équipe du Samu, le kinésithérapeute remue la jambe de la vieille dame Une jambe raide qu'elle ne peut bouger à cause de son hémiplégie et qu'il faut mobiliser pour éviter une phlébite. Je le regarde faire un instant. C'est presque un acte de bravoure, une goutte d'eau dérisoire dans un endroit où l'essentiel semble ailleurs. La pièce est sombre, les volets presque fermés, les voilages tirés. Il faut que les yeux s'habituent avant de découvrir réellement la scène. Mais c'est l'odeur qui surprend le plus. Une odeur particulière, agressive. Une odeur de pus qui macère et suinte. C'est un cloaque irrespirable, rempli de miasmes. D'où cela vient-il ?

Leur corps est couvert d'escarres, ces lésions *creusantes* de la peau, dues à des appuis prolongés, qui forment des ulcères et peuvent se nécroser puis s'infecter. C'est le cas. Ils ont plusieurs pansements aux talons, sur le sacrum, dans le dos. Et les pansements sont déjà verts. Ils ont pourtant été changés ce matin par l'infirmière qui passe deux fois par jour.

Je regarde encore le kinésithérapeute qui persiste à plier et déplier la jambe de cette vieille femme dans une odeur pestilentielle. Lui aussi passe tous les jours, conscieusement, en obéissant à l'ordonnance que le médecin traitant a prescrite.

J'en oublierais presque pourquoi nous sommes là. Qui nous a appelés ?

Le patient respire mal. C'est vrai. Il graillonne, gargouille. Je tire les rideaux, j'ouvre la fenêtre en grand. Les arbres sont en fleurs, d'autres se bombent de vert tendre, de jeunes pousses. Il fait merveilleusement beau. Cela me donne un peu d'énergie.

Lorsque je me retourne, la lumière inonde les deux visages émaciés, cireux. L'infirmière du Samu a déjà sorti une sonde d'aspiration qu'elle passe dans le nez du monsieur pour la descendre au plus bas de son arrière-gorge et aspirer les sécrétions que le patient ne peut expectorer par manque de force. Il n'a pratiquement pas de réaction au passage du tuyau. C'est une gêne infime. Le bruit de l'aspirateur de mucosité ne le dérange pas non plus. Pourtant il fait un de ces vacarmes. S'est-il au moins rendu compte de notre présence ?

Après trois aspirations, le calme est revenu dans la pièce. Le patient respire mieux, sans faire de bruit. Je l'ausculte. L'air passe bien dans ses poumons. Oui, et après…

Il n'est pas question que je l'hospitalise. Pour quoi faire ? De toute façon personne n'en voudrait. Soyons clairs, il est en fin de vie.

Le médecin régulateur refuserait aussi de « perdre du temps » à chercher une place dans un service pour une urgence qui n'en est plus une.

Éventuellement, il appartient au médecin traitant de trouver une structure adaptée, compétente, s'il estime que la situation à domicile n'est plus gérable pour l'équipe soignante déjà en place qui effectue des soins quotidiens. Bon courage !

Je discute un peu avec le kiné pour prendre la température exacte de la situation et passe mon bilan au médecin régulateur du centre 15. À mon niveau, que puis-je faire d'autre ? Il n'y a pas vraiment d'urgence. Il n'y a qu'une lente décrépitude, un déclin inexorable accéléré par la maladie et la solitude, la morne solitude.

Cela me paraît bien insolvable.

Le kiné est parti.

Je referme un peu les volets, laisse la fenêtre entrouverte.

Nous quittons la pièce un peu moins sombre. L'air y est à peine un peu moins vicié.

Ces vieux-là sont comme deux inséparables. C'est la seule image positive que je garde de cette entrevue dans l'antichambre de la mort.

Nous traversons le salon, vaste pièce cossue mais déserte. Je me dis à nouveau qu'autrefois il a dû y avoir du monde dans cet appartement. Autrefois... Beaucoup de vie même, comme en dénotent les fauteuils pourpres élimés par endroits.

Nous claquons la porte derrière nous. Voilà, ils sont seuls, vraiment seuls. Seuls avec ce que la vie leur laisse. On pourrait croire à un abandon. C'est un peu la réalité mais pas complètement. Il faudra attendre quelques heures avant la prochaine visite de l'infirmière de ville qui fera les soins prescrits et repartira à son tour.

Alors, à nouveau ils resteront seuls, seuls toute la nuit, livrés à eux-mêmes, sans pouvoir espérer quoi que ce soit s'ils avaient quelque chose à demander. C'est tout, c'est comme ça. Car ils n'ont plus rien à demander. Comment le pourraient-ils ?

Dans l'ascenseur, le conducteur de l'ambulance se demande qui mourra en premier. Il y en aura forcément un avant l'autre, c'est le plus probable. Mais quand l'un s'éteindra, l'autre s'en apercevra-t-il ? Nous restons chacun avec nos croyances.

Il y a dans de beaux immeubles bourgeois entourés de verdure, en plein centre-ville, de vastes appartements très silencieux.

Y a-t-il un pilote au volant ?

Midi. La circulation est dense. Les voitures avancent pare-chocs contre pare-chocs. On ne voit pas le bout du tunnel. Je suis juste à l'entrée. Y a-t-il eu un accident ?

Quinze minutes sont passées. Je n'ai pas avancé d'un mètre. Les gaz d'échappement empestent ma voiture. Devant, pas loin, il y a un gros camion. Le chauffeur appuie de temps en temps sur l'accélérateur. L'impatience ?

Une étude récente a montré qu'il valait mieux ouvrir les fenêtres plutôt que de rester cloisonné dans l'habitacle de sa voiture avec de l'air pollué. La concentration des gaz est plus nocive. Elle augmente les risques cardio-vasculaires. On aurait tendance à faire le contraire. J'ouvre donc ma vitre. Ce n'est pas franchement agréable.

Cinq minutes plus tard, nous bougeons enfin, mais très lentement. Chaque mètre gagné est une victoire. Je ne comprends pas ce que fait la voiture devant. Elle part de travers en se dirigeant sur la file d'en face et poursuit sa trajectoire malgré les deux coups de klaxon que je viens de faire. Le conducteur s'est peut-être endormi ? S'il continue, il provoquera un accident. Non, il ne dort pas. Je vois ses épaules se secouer. Les secousses sont de plus en plus fortes. Sa tête remue maintenant par saccades. Il convulse, c'est sûr.

Je m'arrête. Je mets mes warnings. Je descends et je cours. La voiture roule au ralenti, heureusement. Elle est presque à l'arrêt. Le véhicule empiète quand même sur la chaussée voisine. En face la circulation s'est arrêtée. Tout le monde a compris qu'il se passait quelque chose d'anormal.

J'ouvre la portière. Le gars n'a pas fini de convulser. Il bave, il s'est mordu la langue. Des filets de sang se mêlent à cette salive dégoulinante. J'arrive à atteindre le frein à main, à défaire sa ceinture de sécurité, à l'allonger en poussant son buste sur le siège passager. Soudain une main très ferme me happe, m'empoigne. On me tient par le colback. « Je suis médecin, laissez-moi faire. Appelez les secours. », me dit-il. Je n'ai pas le temps de dire quoi que ce soit, de répondre. Il me tire et m'expulse du véhicule. Je m'exécute et me dirige vers le centre du tunnel où se trouve la petite boîte rouge. Il suffit de décrocher le téléphone. On est tout de suite en contact avec les secours. Je passe mon bilan. Je raccroche et lâche trop vite la petite porte à ressort de cette fameuse boîte rouge. Elle se referme comme un couperet sur un doigt, exactement sur l'ongle du pouce. La douleur est fulgurante. Je douille. L'hématome sous-unguéal est immédiat. Je n'ai qu'une hâte, me percer l'ongle avec une aiguille pour évacuer l'hématome, diminuer la tension. Souvenir cuisant…

Au-delà du côté anecdotique de cet accident sans grande conséquence, il faut savoir que sur la route, les épileptiques au volant ne sont pas des cas rares. Même traités et bien traités, ils peuvent convulser, risquer leur vie et celles des autres. En plus, ils ne se rendront compte de rien puisqu'ils perdent conscience et ont une amnésie des faits. Alors, que faire ?

On parle de l'alcool au volant. Mais il y a aussi un autre fléau. Les psychotropes. Les Français en sont des bons consommateurs. Les antidépresseurs ne connaissent pas la crise. Les somnifères sont souvent prescrits à vie. « Vous avez du mal à dormir ? Prenez ça, c'est super, vous ne pourrez plus vous en passer. Si ça joue sur la mémoire ? Oui, mais de ne pas dormir, ça tape sur les nerfs. Faites-moi confiance. » Et c'est parti pour vingt ans... Consultez votre médecin s'il vous prenait l'envie d'arrêter brutalement. Ce n'est pas sans danger. Il y a des risques de convulsions ? Le cercle est infernal.

L'abus de médicaments au volant est aussi dangereux. À ce jour, les dépistages routiers n'ont lieu que pour l'alcool et les stupéfiants. Malheureusement, j'ai le souvenir de quelques zombis sous psychotropes responsables d'accidents meurtriers.

L'ambition

Je n'ai jamais eu d'ambition ni d'énergie à dépenser pour les méandres du pouvoir. Un système aussi hiérarchisé que le monde hospitalier sollicite inéluctablement des vocations dans ce domaine. Certains médecins l'ont compris. Se rapprocher du sommet de la pyramide c'est le nerf de la guerre, l'assurance d'un avenir meilleur, l'espoir d'un poste de médecin titulaire, la reconnaissance ultime auprès du Père. Comme partout ailleurs, la multitude est grande et les élus sont peu nombreux. Alors, ronds de jambe et courbettes ont toujours leurs effets à la cour. Et le roi se régale, choisit, éloigne, dispense, attribue, destitue.

Qui pourrait imaginer la férocité des rapports humains entre médecins, leur rivalité, leur soif d'ascension, leur besoin de diriger ? Cela ne va pas sans tyrannie. Il faut écraser, répandre l'opprobre sur les autres pour se convaincre d'être le meilleur, se persuader de mériter la place que l'on veut, être parmi les favoris.

Si vous saviez le nombre de clans qu'il peut y avoir dans une même équipe. C'est l'illusion de la cohésion contre un ennemi qui veut la même chose, aspire au même rang. Pourtant, dans ce même clan, un jour le couteau se retournera contre l'un d'entre eux, dès qu'il aura trahi ou qu'on interprétera son intention comme telle.

Dans un service, il y a des moments de crise qui appellent à la médisance, au dénigrement, surtout quand le chef a besoin d'un sous-chef, qu'un poste est créé ou qu'un poste s'est libéré.

Malgré les plus beaux apparats pour séduire, pour se laisser choisir, les visages se tordent. Il y a de l'angoisse, trop d'attente, la peur d'être déçu. De toute façon il y aura des frustrés. Et pendant que certains crieront victoire, d'autres crieront vengeance, deviendront des rebelles, partiront ou redoubleront d'atouts au prochain tour en ayant fait le vide autour d'eux.

Alors, vous me direz, le patient dans tout ça ? Il est là, bien là au milieu d'un chaos qu'il ignore et dont il n'a que faire mais qui n'empêche pas qu'on s'occupe de lui. C'est là la chose la plus extraordinaire. Le patient a sa vocation. Il aide à se recentrer sur l'essentiel. Car la souffrance physique ou morale d'un autre est un rappel au réel.

Travailler aux urgences n'est sûrement pas une mince affaire. Y envisager une carrière entière, encore moins. Je comprends que certains attendent des conditions confortables et un salaire décent. Mais cela ne justifie d'aucune manière leur façon d'être envers leurs confrères.

Les études de médecine sont-elles responsables de ce type de comportement ? Le concours de la première année aiguise probablement un esprit combatif qui, malheureusement, perdure jusqu'à la sixième année où un nouveau concours scellera le choix d'une spécialité.

Paradoxalement, les médecins qui n'ont pas d'ambition statutaire, qui n'attendent aucun poste, qui font leur travail à temps partiel sur des statuts précaires et mal payés puis repartent ailleurs pour travailler, ne sont pas forcément vus d'un bon œil. C'est mon cas.

Quand vous êtes à vingt ou trente pour cent dans un service, que vous ne prenez part à aucune guerre, aucun conflit, que vous n'exigez rien (en dehors de vos droits), que vous semblez satisfait d'être là, d'examiner des patients, d'agir vite, de plaisanter un peu quand il y a trop de souffrance, de prendre le temps d'écouter, de mesurer la chance de voir encore des choses nouvelles, de toujours apprendre, parfois de se satisfaire de diagnostics difficiles, de répondre aimablement aux familles malgré la fatigue et les sollicitations permanentes, alors vous êtes un… dissident. On vous considère comme un homme trop libre, un insoumis.

Depuis vingt ans, je résiste à l'*aigritude* ambiante et j'en suis fier. Voilà mon ambition.

Esprit es-tu là ?

En un tour de clef, je suis dans un autre univers. J'avance dans ce long couloir blanc borné par une nouvelle porte, une porte vitrée et grillagée, résistante *a priori*. Ce n'est pas la prison. C'est l'asile ou plutôt c'était l'asile d'aliénés jusqu'en 1937. Maintenant c'est l'hôpital psychiatrique. Mais quels que soient leurs noms, ces murs-là en ont vu.

Je n'ai que 24 ans quand j'entre dans l'arène. On m'a confié deux clefs. Je les ai toujours. Elles me sont bien inutiles, les serrures ont changé depuis, mais je les garde quelque part, je ne sais plus où, à l'abri, peut-être dans une boîte. Elles ont symbolisé pendant six mois la liberté. J'étais interne, j'observais, j'examinais, j'apprenais. Je n'étais là que pour le côté médical. Parce que les patients psychiatriques ont aussi leurs soucis organiques. Et quand j'avais terminé mon travail, je retirais ma blouse, l'accrochais au vestiaire et repartais en sens inverse grâce à ces clefs.

Dehors, c'était la lumière, les futilités, l'insouciance, l'été et ses cigales infatigables, la mer dans tous ses éclats, la plage des paresses et des rêveries, les corps bronzés immobiles, les promenades le soir sous les grands pins, les terrasses des cafés, les soupirs, les confidences, l'amitié, les amours.

J'avais 24 ans et je savais la chance d'avoir ces clefs, d'être libre, d'aller et venir, de décider pour moi ce que d'autres décidaient pour les patients là-bas, dans cet hôpital où la folie régnait trop intensément pour être vraie.

Parfois j'aurais voulu croire les histoires que les patients me racontaient, comme des histoires simplement, des histoires extraordinaires qu'on raconte aux enfants pour leur ouvrir d'autres horizons, les plonger dans l'imaginaire, les protéger du monde réel en les faisant voyager dans un monde magique où entendre des voix n'est que de bon augure, où voir des choses étranges et vivre l'exaltation mystique n'ont rien d'inquiétant mais enchantent ceux dont le pouvoir singulier est d'être clairvoyant, guérisseur, mage ou sorcier.

La réalité a été beaucoup plus rude, impressionnante, initiatique. Très vite, j'ai ressenti le besoin de prendre le temps, de m'imprégner, d'être au contact, d'envisager ces six mois un peu différemment de ce qu'on attendait de moi. Il y avait des gens en crise, agités, isolés, ligotés dans une salle spéciale. Des patients plus effacés, assommés ou absents. Certains, tête penchée, corps lourd, courbé, frôlant les murs, toujours les mêmes, marchaient sans conscience, dans des allers-retours agaçants vers des trajectoires impossibles, tandis que d'autres s'enfumaient dans un brouillard de mots, assis les uns en face des autres comme des ombres, des choses sans reflet, la cigarette à la main, écoutant sans écouter, répondant en se méfiant qu'on puisse lire dans leurs pensées.

C'est troublant, fascinant, inquiétant de voir comment l'esprit peut sortir du monde, échapper à la réalité de soi, avoir toutes les difficultés à se rassembler, être dans une emprise schizophrénique, paranoïaque, jongler avec des thèmes récurrents comme la persécution, la grandeur, la filiation, l'érotomanie, la mort, la négation des organes, etc. Tout ceci dans une suractivité mentale.

Je ne pouvais pas passer à côté de cela, me contenter de poser un stéthoscope pour écouter un cœur battre ou entendre siffler l'air dans les poumons, palper un ventre pour sentir un foie, une rate, un gargouillement d'entrailles, ou bien percuter des genoux avec un marteau pour vérifier les réflexes.

Non, la première impression avait été suffisamment violente, envahissante pour que je trouve un moyen de m'intéresser autrement aux patients.

D'ailleurs, un jour que j'auscultais un patient qui avait été très violent et qu'on avait dû attacher sur son lit dans la salle d'isolement, alors que j'essayais d'entendre l'air dans ses poumons, avec mon stéthoscope posé sur son dos, il m'avait fait cette réflexion : « Docteur, ne faites pas semblant. » Ce fut sa seule phrase, percutante, si vraie que j'eus l'impression qu'il m'avait réveillé en me poussant dans mon propre précipice. En effet, ce jour-là, je faisais les choses machinalement et j'avais été surpris, pris en flagrant délit. Il avait peut-être dit cela sans véritable conscience ou avec un sixième sens. En tout cas, il m'avait fait beaucoup de bien.

Dans le service, il y avait des histoires très violentes, déchirantes dès l'enfance, des abandons, des viols, des sévices, toutes sortes de choses qui donnent son impudeur à la vie, sa noirceur, mais qui permettent d'avoir un autre regard, un regard plus empathique sur ce qui dérange, fait peur à première vue.

Parfois, il n'y avait rien qui puisse expliquer ou plutôt éclairer ceci ou cela, rien de marquant apparemment ou de sensible dans l'histoire du patient que l'on puisse poser comme une première pierre sur le chemin de la folie, un premier traumatisme qu'on aurait identifié pour le décortiquer ensuite, l'analyser, même si le déterminisme est plutôt l'affaire de la psychanalyse dans la névrose.

Que la vie puisse basculer brusquement en quelques heures, c'est possible et cruel.

Vous avez peut-être rencontré celui qui achetait son pain dans le quartier ou son journal, qu'on connaissait pour son petit mot gentil, son sourire et qui prenait le bus pour aller travailler. Soudain on ne l'a plus vu, et quand on l'a revu, on ne le reconnaissait plus vraiment. Deux mois d'absence, deux mois d'internement pour une bouffée délirante qui s'est malheureusement compliquée, ça vous change un être. Qui aurait pu dire ou penser que monsieur Untel puisse un jour perdre la tête, si jeune…

Après deux semaines dans ce service, j'ai rapidement compris que j'allais faire ma thèse de docteur en médecine, là, avec ces patients, sur un sujet que j'espérais interactif. Je n'ai pas eu longtemps à chercher. Une infirmière psychiatrique avait déjà initié un atelier d'activités musicales. J'étais prêt à participer, à m'immerger, à m'informer de ce qui avait déjà été fait en musicothérapie et surtout à rendre compte de l'intérêt, des contingences et des contraintes d'un tel atelier dans un service psychiatrique. Je n'ai sûrement pas écrit une œuvre mémorable, effectué un travail rigoureusement scientifique, ce n'était pas le but, mais mon expérience a été riche de rencontres, d'étonnement, de poésie, d'heures à tenter de pénétrer leur monde, à découvrir que la musique suscite peu de mots, pour eux particulièrement, mais passe bien par le corps ou des bouts de corps.

J'ai chanté, j'ai dansé, j'ai joué avec eux. Ça a réveillé des bulles d'enfance, rappelé quelques souvenirs heureux, quelques instants, autre chose que les hospitalisations à répétition, les bouffées d'angoisse, le rituel des médicaments, la fragilité du quotidien, l'enfermement, l'ennui.

Dans la dizaine de patients que nous avions durant nos séances, l'un est mort brutalement au cours d'un repas de n'avoir pu être sauvé d'une fausse-route. Il avait 35 ans, des troubles mentaux sévères, une liste impressionnante de médicaments dont certains altéraient ses réflexes de déglutition.

Lorsque je suis appelé de toute urgence au réfectoire, le patient est au sol, cyanosé. Il ne respire plus. Les infirmières ont pratiqué les manœuvres de désobstruction des voies aériennes supérieures. Quelques haricots ont été récupérés au fond de la gorge mais rien d'autre. Pour libérer la glotte, il me faudrait un laryngoscope et une pince de Magyll. Mais voilà, le matériel est dans une boîte, la boîte dans un placard, le placard en haut d'une armoire fermée à clef et l'armoire à l'autre bout du service. D'ailleurs où est la clef ? Quelle clef ? Qui la connaît ? Il y a tellement de clefs dans les trousseaux. Et puis celle-là, on ne l'utilise jamais. Pourquoi les gens se mettraient-ils à mourir d'une fausse-route, voyons ! Ici, ils sont jeunes. Il n'y a jamais d'urgence ou s'il y en avait une, on appellerait le Samu.

C'est la panique. Tout le monde court après la clef, fouille dans ses poches, les retourne dans tous les sens. Il n'y a qu'une clef, mais qui l'a ?

Quand le matériel arrivera dans mes mains, ce sera trop tard. Je retirerai un énorme bout de viande filandreuse coincé entre les cordes vocales. La mort de Jim servira à prendre conscience de l'importance du matériel d'urgence à portée de main comme d'un feu rouge à un carrefour dangereux pour éviter que le drame ne se répète.

Dans le petit groupe qui fréquente l'atelier d'activités musicales, il y aura aussi Charles, un jeune homme à peine plus âgé que moi, le front haut, le nez droit. Il a belle allure avec ses lèvres fines, ses cheveux bruns bien coiffés, son physique allongé, son regard rempli d'un éclat noir et vif dont on ne saurait dire s'il y a de l'audace ou de l'indifférence. Il est souriant, aimable, posé, attentif, cherche toujours à rendre service, s'excuse parfois pour un rien, avec une fausse timidité peut-être, semble d'un coup traversé par une contrariété qui ne dure jamais. Il aime parler d'une voix basse, sait être touchant avec des mots, cherche le contact, s'éloigne aussi quand il y a trop de bruit, s'écarte du monde facilement.

Je me demande pourquoi il est là, quelle est la raison de son hospitalisation. Il a l'air « normal ». Il ressemble tellement peu aux autres. Il est entré dans le service il y a quelques jours seulement. Il participe avec plaisir à l'atelier tout en gardant ses distances avec le reste du groupe. Cela peut se comprendre. Certains sont vraiment dans leur monde, peu accessibles.

Quinze jours après qu'il soit arrivé, je m'en vais une semaine en vacances.

De retour, je m'étonne de ne pas le voir.

J'apprends alors qu'il est en prison pour le meurtre de son ami, un homme plus âgé qui devait l'entretenir. Charles ne dormait pas à l'hôpital le week-end. Il avait une permission.

En cherchant, je trouve l'article dans le journal le concernant. Il raconte la tragédie d'un samedi soir bien arrosé où après une violente dispute, un jeune homme a lardé de plusieurs coups de couteau son amant dans son appartement de la vieille ville.

J'ai du mal à mettre tant de violence dans le regard de Charles, dans ses mains si sereines, si délicates, dans ce corps presque fragile. Je n'ai rien vu venir mais je ne suis pas le seul puisqu'on l'a laissé sortir. C'est assez caractéristique de certains patients qu'on classe dans la catégorie vaste et floue de personnalité borderline, et qui paraissent normaux extérieurement mais qui ont une avidité fusionnelle, une labilité émotionnelle importante, une impulsivité avec passage à l'acte comme décharge d'angoisse.

Cela me renvoie à tout ce qui est imperceptible, insoupçonnable chez l'autre, ou mal repérable, qu'on pourrait peut-être entrevoir mais qu'on ne veut pas voir aussi, parfois.

Trois ans auparavant, dans mon entourage, une amie très déprimée que j'essayais de distraire, de faire rire comme on peut le faire à 20 ans, m'avait confié que ce qui la faisait tenir c'était son fils de 6 ans. Et elle avait entrouvert la porte de sa chambre pour me faire voir l'enfant endormi. Deux jours plus tard, elle étouffait son fils avec son oreiller pour ne pas le laisser seul, en ratant son suicide après s'être entaillé les veines du poignet et avoir avalé tous les médicaments possibles. Combien de fois j'ai imaginé la scène, je me suis débattu pour essayer de respirer sous l'oreiller, comme si j'étais l'enfant. Elle avait tué son fils et raté sa mort. Comment peut-on vivre après ça quand on se réveille du cauchemar ? La culpabilité est effroyable, laminante, insomniante. C'est une torture qui ne vous laisse pas de répit.

Deux ans plus tard, elle recommençait. Elle n'avait pas 30 ans.

Je regarde aujourd'hui ce que je faisais à 30 ans. Je n'ai pas beaucoup aimé cet anniversaire. Car dire au revoir aux 20 ans, c'était faire le constat que les études de médecine m'avaient accaparé. J'étais avide de sorties, de voyages, de grand air, de légèreté.

Et pourtant, alors que j'étais déjà bien occupé par ma vie professionnelle et familiale, j'ai eu envie de me plonger dans la psychologie. C'était encore cinq ans d'études, de fac, de profs, d'examens, de régression aussi. Mais je ne regrette rien, non, rien de rien. C'est arrivé quand il le fallait.

Une journée presque ordinaire

Arriver à l'heure aux urgences, c'est déjà une course contre la montre. Il y a les enfants à déposer devant le collège, pas trop tard bien sûr mais surtout pas trop tôt, autrement ça grogne, c'est à la bourre, ça n'a pas fini ses céréales, ça ne s'est pas brossé les dents, les cahiers pour la journée sont encore en vrac à côté du cartable. Ne parlons pas de la chambre et des hurlements qu'il faut pousser pour qu'elle soit un peu rangée. Et les affaires de piscine ? La serviette mouillée et le maillot sont restés en boule au fond du sac pendant une semaine. Ça sent le chat mort et la serpillière faisandée. À qui la faute ? On est pressé maintenant. On verra plus tard pour les *mea culpa* !

Le moteur de la voiture tourne et il en manque encore un. Saperlipopette ! On aurait envie de dire autre chose.

Dans toute la ville ça bouchonne dur et maintenant c'est le camion-poubelle qui bloque la rue à cent mètres des urgences. Il va falloir que je coure en sortant de la voiture. Bien sûr il n'y a pas de place à l'intérieur de l'hôpital. Va pour se garer en galère. Le problème ne date pas d'hier. L'ancien directeur était même fier de dire que l'hôpital tournait grâce aux administratifs et qu'il était logique de leur réserver la majorité des places dans la cour. Que peut-on répondre à ça ?

Les médecins de la nuit font leur transmission. Les visages sont tirés, éprouvés. La garde n'a pas été facile. Le manque de lits dans les services durant le week-end n'a rien arrangé. L'hôpital affiche complet. Il y a une quinzaine de patients en attente de destination dans les couloirs. L'administrateur de garde a été averti mais on ne peut pas mettre les malades dehors et, avec le manque de personnel, on ne va pas non plus ouvrir des lits supplémentaires. La belle affaire !

Certains de mes collègues commencent à faire la tête. Des dossiers ne sont pas conclus, des diagnostics restent en suspens. « On ne s'est pas gratté si c'est ce que tu crois », dégaine un interne. C'est assez facile d'être grincheux, de jeter la pierre à l'équipe qui s'en va.

Le service des urgences est un service continu. Ce n'est pas un appartement témoin pour la déco. Ici ça rentre, ça sort, ça n'arrête pas.

On se répartit les patients. C'est la loterie. J'ai évité la mamie grabataire avec sa tumeur monstrueuse du sein, bien cachée jusque-là dans son soutien-gorge, qui s'est nécrosée et infectée. C'était ça l'odeur.

Moi, à côté, j'ai une jeunette. 50 ans, elle a passé un mauvais week-end, un peu flagada, nauséeuse, mollassonne, peut-être un petit peu mal au ventre. Il y a une épidémie de gastro-entérite en ce moment. Le médecin de la nuit attendait le bilan hépatique pour éliminer un problème vésiculaire.

La dame est tranquille sur son brancard, très propre sur elle, même plutôt classe. Elle vient d'être mutée dans la région. Elle a pris de l'avancement, elle a un poste à responsabilités. Elle m'explique ce qu'elle a ressenti et s'étonne d'être aussi fatiguée. C'est vrai, elle est un peu ralentie, raconte qu'elle était dans le cirage quand une amie lui a téléphoné hier après-midi. Ce matin, ça n'a rien à voir. Elle se trouve beaucoup mieux.

Son ventre est souple, à peine sensible. Je pousse l'examen clinique sur le versant neurologique. C'est toujours payant de faire des choses systématiques. Avec la pointe de mon doigt je lui grattouille la plante des pieds. C'est plutôt désagréable en général mais ça permet de vérifier la présence d'un réflexe : le réflexe cutané plantaire qui entraîne la flexion du gros orteil. La dame doit bien se demander ce que j'ai à faire avec ses pieds pour ne plus les lâcher et si je ne suis pas un peu fétichiste, d'autant que je recommence plusieurs fois ma manœuvre pour être sûr de ce que je vois.

Un éminent neurologue français, d'origine polonaise, du nom de Babinski avait remarqué à la fin du dix-neuvième siècle qu'on pouvait avoir un réflexe inversé. Au lieu de la flexion, on retrouvait une extension lente et majestueuse du gros orteil, associée inconstamment à une position en éventail des quatre autres orteils. Et cela signait la certitude d'une lésion neurologique.

Pour cette dame, le signe de Babinski est présent des deux côtés.

Je lui annonce qu'elle va passer un scanner cérébral. Elle me regarde dubitative. Elle était loin de se douter que j'allais lui prescrire un examen pareil pour une suspicion de gastro-entérite. Je dois convaincre aussi le radiologue. S'il est débordé ou mal luné, il me dira d'attendre, en précisant qu'il y a autre chose plus urgent que toutes ces suspicions et mes histoires d'orteils en éventail. Ce n'est pas toujours aimable un radiologue.

Quand je pose le cliché sur le négatoscope, je suis consterné. Son cerveau est piqueté de points blancs. Je n'ai jamais vu ça. C'est comme si elle avait reçu de la mitraille, en plus petit. Il y en a de partout. Comment autant de lésions peuvent donner aussi peu de symptômes. Si on rapprochait tous ces points blancs, ça couvrirait facilement la moitié de la surface du cerveau. Je m'étonne qu'elle n'ait pas eu de signes cliniques plus tôt. Les images évoquent principalement des métastases. Le radiologue n'élimine pas une forme particulière de sarcoïdose cérébrale, ce serait déjà moins agressif, de meilleur pronostic.

J'annonce à la patiente qu'on va devoir la garder, il y a des images inhabituelles sur le scanner, il faut vérifier ce que c'est. Elle est anéantie. Si je lui montrais les images, elle le serait sûrement bien plus.

J'attendrai une semaine pour avoir confirmation du diagnostic.

Il s'agit en effet de métastases. Elles proviennent d'un cancer appelé mélanome, dont le siège est sur la peau dans l'immense majorité des cas. Mais pour cette dame, la tumeur initiale sera découverte dans une bronche, c'est un site exceptionnel, car il y a de très rares mélanocytes dans la muqueuse bronchique, donc peu de risque d'y développer une tumeur primitive. Bref, le diagnostic et le pronostic sont catastrophiques. Jamais elle ne s'était plainte d'une gêne respiratoire quelconque.

Nous sommes bien peu de chose. Voilà ce que l'on se dit parfois. Et lorsqu'on se le dit, on pense immédiatement à la chance d'être en bonne santé en espérant ne jamais être confronté à la violence, la rapidité, le couperet ou le coup de massue qui vous frappe brutalement à l'annonce d'un tel diagnostic. On peut se demander à quoi ça tient tout ça. On aimerait des explications. Est-ce que ça va nous tomber sur la tête un jour ? Pourquoi certains et pas d'autres. Qui lance les dés ? On crierait même à l'injustice. On pense aussi à tous ceux qui sont morts trop jeunes, qu'on a connus, tous ceux dont on nous a raconté la maladie foudroyante ou la lente agonie. Lente ? Pas si lente finalement. C'est toujours trop rapide quand on est jeune.

On pourrait discourir pendant des heures sur le destin qui est le nôtre, ce que l'on ne sait pas et ce qui nous attend peut-être, que l'on craint plus que tout. De toute façon, ça ne changera rien. Autant profiter. J'entends par là, prendre pleine possession de notre vie tant qu'on le peut. Dire non quand il le faut. Dire oui si l'on se sent. Ne pas rater les opportunités d'être heureux, les moments conviviaux, les partages. La santé mentale a aussi son rôle sur la santé physique.

Bien sûr, ce jour-là, il y a d'autres patients dans le service, beaucoup de *bobologie* et des douleurs de toutes les couleurs qu'il vaut mieux ne pas chercher à comparer. On pourrait penser que certaines sont ridicules à côté d'autres plus grondantes. Mais déjà, rien qu'un mot, un mot gentil suffit. Un mot pour un mal et les tensions s'apaisent. Un mot d'explication aussi.

« Ne vous inquiétez pas. Vous avez ceci ou cela… Ce n'est pas grave. On va vous soulager. Nous sommes là pour ça. Avec le produit que l'on vient de mettre dans la perfusion, dans quelques minutes ça ira beaucoup mieux. »

Il y a parfois des petites choses qui donnent de grandes douleurs ou une gêne importante.

L'arête dans la gorge en est un exemple. Si petite soit-elle, sa présence est fort désagréable à la moindre déglutition. À côté, paradoxalement, un membre amputé, une fracture ouverte ou une fracture déplacée sont parfois étonnamment peu douloureux, selon les individus.

En ce qui concerne l'arête de poisson, il arrive qu'elle se soit plantée bien bas dans la muqueuse de l'arrière-gorge et c'est une véritable pêche que d'aller la chercher. Une pêche profonde, un peu pénible de temps en temps, qui demande un minimum d'habileté du praticien, avec les moyens basiques que sont ceux des urgences.

Ainsi, nous avons toute une série de gestes qui nécessitent un peu d'adresse. Les ponctions de veines, d'artères, les anesthésies locorégionales, les ponctions lombaires et pleurales, de liquide d'ascite ou d'épanchements articulaires. Sans oublier les intubations ou les drains thoraciques qui permettent d'évacuer la plèvre remplie d'air ou de sang. Tant de gestes que l'on parfait à force d'expérience.

On se demande aussi comment certains objets ou petites bêtes vont se loger dans des endroits assez improbables. Le cafard dans le vagin (c'était volontaire). La guêpe ou l'araignée dans le conduit auditif (voie sans issue). La bille dans la narine ou le petit bitoniau au bout des Bic (un classique en pédiatrie). La fourchette, le couteau, les piles, la monnaie dans l'estomac (sacré fourre-tout en psychiatrie).

Mon dernier patient est un jeune homme. Il vient avec sa fiancée. Il a très mal au ventre depuis deux heures, parvient à peine à marcher, préfère être allongé. Quand je l'examine, je sens une masse très dure et longue d'au moins quinze centimètres, en travers, à gauche sous son nombril. Cela forme une nette voussure à la surface de sa peau.

Je la connais la chanson : j'ai glissé malencontreusement sur une bouteille de Perrier. C'est fou, non ! On m'a enfoncé un concombre contre mon gré. Qui ? J'en sais rien, j'étais bourré. Bien bourré alors ! Et les tentatives ne manquent pas pour se dédouaner de ces ovnis qui viennent atterrir là où bon leur semble. Même David Vincent ne les a pas vus. Si vous saviez comme on s'en fiche. On n'est pas de la police. L'hôpital n'est pas un tribunal.

La fiancée ne tarde pas à expliquer qu'ils ont voulu essayer le godemiché. C'est elle qui a trop enfoncé l'affaire pendant que monsieur faisait le missionnaire. Mais lorsque l'étreinte était à son comble, l'engin lui a malheureusement échappé des mains et a suivi un couloir jusqu'à prendre un tournant et voilà... impossible de le récupérer. Ils ont hésité avant de venir. Ils ont surtout passé deux heures terribles à se demander qu'est-ce qu'ils allaient pouvoir raconter.

Dans la demi-heure, le jeune homme est parti au bloc opératoire. Ce sont des choses qui arrivent.

Il y a aussi quelques surprises quand le vibromasseur se désolidarise de son socle et s'en va faire sa vie tout seul, un peu plus loin. C'est très explicite à la radio. On comprend bien le mécanisme et on voit parfaitement les piles. On pourrait même lire sur le côté, avec un peu de mauvaise foi : *Made in China.*

C'est souvent comme ça les urgences, on enchaîne. Une urgence fait oublier l'autre. C'est ce qu'on croit...

My patient is rich

De quoi sommes-nous riches en tant que patients ?

D'être dans un pays où l'assistance médicale existe, où le médecin traitant se déplace encore pour des visites à domicile, où les moyens financiers pour le secours à personne et l'aide médicale urgente sont budgétisés chaque année à tous les niveaux, où certaines interventions sont gratuites, où d'autres sont largement remboursées même si nous payons une part qui reste infime au regard de la dépense réelle, où l'investissement pour la santé reflète bien l'importance accordée à la vie du citoyen.

Il en est autrement ailleurs.

J'évoquerai ma courte expérience en Afrique de l'Ouest.

J'ai choisi les services de maladies infectieuses. Il me reste à rédiger un mémoire pour clôturer mon diplôme universitaire de pathologies tropicales. J'ai pris des congés sans solde, un billet d'avion et je débarque en novembre. Il fait très chaud.

Auparavant, j'ai écrit à plusieurs hôpitaux. Les réponses ont toutes été positives. J'ai donc un petit circuit de visites à faire.

Dans les grandes villes, il y a souvent un hôpital pour les riches, les Européens, les ex-colons, les étrangers. Et dans un tout autre genre, il y a un hôpital pour les moins riches ou les pauvres. Accordons-nous bien sur le mot hôpital, ce n'est pas vraiment l'image qu'on peut en avoir ici. Il y a des murs, un toit, des portes, des fenêtres, c'est vrai, mais dès qu'on y entre, on comprend vite que nous ne vivons pas dans le même monde.

Déjà, commençons par l'extérieur, c'est assez étrange de voir sur l'herbe sèche, à l'entrée de l'hôpital, un patchwork de tissus, des carrés africains colorés qu'on étale pour les faire sécher. Devinez ! Ce sont les draps des patients, des bouts de tissu qu'on jette sur une paillasse inconfortable, de quelques centimètres d'épaisseur, posée à même le sol et qui fait office de lit. Le sol est balayé quand on y pense.

Ces carrés de couleur ne flottent pas au vent sur une corde à linge. Ce sont les familles qui amènent leur tissu et qui le lavent sur place dans un coin d'eau avec un bout de savon blanc. Les familles amènent aussi la nourriture à leurs malades. Il n'y a aucun contrôle particulier. Les gamelles circulent entre les paillasses. Certains n'ont pas de famille. Pas facile de guérir sans manger. Et boire ? Si le patient n'est pas apte à réclamer, on peut l'oublier. C'est à la vigilance de tous, c'est au bon cœur surtout.

L'odeur est frappante, entêtante, toujours la même, elle ne me quittera pas pendant mon séjour. L'encens brûle partout, tout le temps, son odeur couvre les autres odeurs, apportant peut-être un bien-être, une paix. Ici le sida frappe fort. Il y a des moribonds de tous âges mais l'âge est bien peu de chose face au ravage de la maladie qui aplanit les différences et détruit la jeunesse. Je ne vois que des choses extrêmes, des corps figés à moitié nus, rongés, décharnés qui attendent la mort sur leur paillasse, le regard déjà lointain, excavé, prisonnier d'une torpeur que l'on rencontre seulement lorsque la vie devient dérisoire. Leurs yeux ne regardent plus rien. J'en tournerais la tête. Il y en a trop. C'est insupportable. On ne peut plus rien faire mais ils sont là. C'est mieux que de mourir dans la rue. Personne n'en veut.

Un peu plus loin, dans une salle, un homme prépare le thé à la menthe dans une bouilloire cabossée et noircie par les flammes. C'est pour le personnel. Les femmes regardent ses gestes. C'est simple et précis. Il commence à verser dans un petit verre le liquide doré qui coule brûlant et infuse encore la menthe fraîche. Puis il goûte. Il jette alors du sucre, un peu plus pour enlever l'âpreté. Et du verre, il reverse dans la théière et de la théière dans le verre jusqu'à ce que le liquide soit parfaitement ambré. Il y a de la lumière. Je m'évade un instant avec eux.

À l'étage, c'est le laboratoire. J'y passerai beaucoup de temps.

Sous l'œil du microscope, je vois en quantité tous les parasites que je voyais chichement sur les lames qu'on nous montrait à la faculté, des lames faites à partir de sang ou de selles. Je me régale, façon de dire. C'est à foison, c'est du concret. C'est un peu comme apprendre une langue, rien n'est mieux que de pratiquer sur place.

J'ai quitté la France alors que je travaillais en pédiatrie. Il y a un service de néonatologie au rez-de-chaussée. J'ai très envie d'aller voir. C'est une grande salle. Il y fait sombre et aussi chaud que dehors, les fenêtres sont ouvertes, les volets fermés pour empêcher que le soleil ne déshydrate les enfants. Les murs sont effrités. Je ne sais pas à quand remonte la dernière couche de peinture. Les gros ventilateurs du plafond ont l'air de faire semblant. Tout le monde transpire à grosses gouttes. Les mères qui sont auprès de leur bébé ne cessent d'agiter des éventails pour leur donner un peu d'air.

Pour voir ce que je vois, on pourrait croire qu'il n'y a pas de campagnes de vaccinations en Afrique. Mais non, c'est plus compliqué. Il y a les croyances et les rites qui s'en mêlent.

Je n'ai jamais vu autant de tétanos, de diphtérie et de poliomyélite. C'est livresque. Tous les symptômes y sont. Chez nous, le banal vaccin DTP prévient cela en quelques injections.

Le tétanos touche ici les enfants dès leur naissance. En France, c'est une infection rare que l'on retrouve principalement chez les personnes âgées qui ne se vaccinent plus depuis plus de dix ans.

En Afrique, énormément d'enfants sont en danger de mort parce qu'on fait appel au marabout, au sorcier du village pour faire le pansement du cordon ombilical avec de la terre, qu'on perce les oreilles des petites filles ou qu'on coupe les prépuces des petits garçons avec des instruments rouillés. Mais la tradition persiste malgré les risques de voir son enfant mourir dans d'atroces souffrances. Les médecins le disent… Ça ne suffit pas. La preuve, les lits de pédiatrie sont pleins et les mères pleurent.

L'Afrique, c'est aussi les dispensaires dans la brousse, le paludisme, les fièvres typhoïdes, la lèpre qui court partout.

J'ai compris comment on devait parler au père de famille quand un de ses enfants est touché par les premiers symptômes de la lèpre. Heureusement le traitement est gratuit. Faut-il encore venir le chercher. Car beaucoup sont négligents. La maladie est souvent vécue comme une fatalité. Sauf lorsqu'on explique au père que son fils incarne l'avenir, la sécurité, la retraite. Pour vivre, beaucoup de personnes âgées ont besoin de l'aide de leurs enfants et si ce fils se retrouve avec deux mains dont les doigts sont amputés à cause de la maladie, il ne pourra pas travailler, il sera un paria et son père mourra dans la misère. Là, c'est une question d'argent qui bouscule les consciences.

Quand je retourne en France, je trouve tout facile, propre, extrêmement riche et pourtant plaintif. J'ai même une exaspération pour les mères qui amènent leurs enfants aux urgences. « Il a 37,8 et a éternué deux fois. Il faut peut-être lui faire une prise de sang, vous ne croyez pas ? » Oui une prise de sang. On se ferait presque taper sur les doigts parce qu'on n'est pas au garde-à-vous, que le chef de service préfère les prises de sang au procès, qu'on peut toujours passer à côté de quelque chose.

Allez donc voir ce que c'est en Afrique de demander une prise de sang.

L'œil dans le microscope, le laborantin compte un à un, au millimètre carré, le nombre de globules rouges dans des petits carreaux. Quelle patience ! C'est ce que l'on faisait autrefois. Maintenant, ici, on met le tube dans une centrifugeuse, le résultat s'affiche, le tour est joué. C'est ça les pays riches. Oui profitons-en. Mais profitons avec conscience.

Qui sont nos voisins ?

9 heures. Au deuxième étage d'un petit immeuble.

Porte gauche en sortant de l'ascenseur, trois femmes sont dans l'appartement. La fille prend sa douche. La mère parle dans le salon à une amie qui est venue lui rendre visite. Elles boivent le café tranquillement.

9 h 10.

Le sol carrelé du hall est maculé de rouge. Un premier corps silencieux gît dans le couloir. Elle vit mais elle est déjà livide. Des empreintes de mains pleines de sang courent sur les murs jusqu'à la salle de bains. Une femme en peignoir blanc est agenouillée, la tête penchée en avant, les yeux fixés sur le sol. Elle râle. Chaque respiration est douloureuse. Elle tient son ventre. Elle n'ose plus bouger. Dans le salon, les tasses sont par terre, en miettes, la table basse est renversée. Plusieurs objets sont tombés du buffet. La troisième femme pleure de douleur dans le canapé. C'est comme si elle avait reçu une barre de fer dans le dos. Elle a aussi une grande difficulté à respirer. Ses mains sont couvertes de sang. Elle seule a été capable d'appeler les secours.

Il faudra trois équipes médicales. Une pour chaque victime.

Il y a du sang partout. C'est impressionnant. Je m'occupe de la fille en peignoir. Elle est lardée de coups de couteau, dans le thorax et dans le ventre. Plaies pulmonaires, plaies hépatiques et plaies intestinales. Une autre plaie perfore sa main droite. Instinctivement, elle l'a posée du côté du cœur pour se protéger, me dit-elle. Le peignoir n'est pas très rouge. Les saignements sont surtout intérieurs.

L'appartement grouille de pompiers, de policiers. C'est beaucoup d'agitation. J'entends que le responsable de ce carnage serait le voisin de palier. Il a suffi qu'il sonne pour qu'on lui ouvre. Elles ne se sont pas méfiées. En dix minutes, il a planté son couteau une vingtaine de fois dans le corps de trois femmes, laissant libre cours à son délire. Délire de persécution.

Que peut-on y faire ? Comment se prémunir ? Nous avons tous des voisins. Charmants ou moins charmants. Discrets ou très bruyants. Souriants ou teigneux. Souvent absents ou bien l'œil collé au judas. Serviables à souhait, indifférents, conquérants, procéduriers pour un oui ou pour un non.

Face à ce genre d'agression, de passage à l'acte, les hommes ne sont pas moins vulnérables, surtout quand ils ont bu.

C'est l'été, il est 22 heures, les fenêtres sont ouvertes. Le locataire du quatrième descend d'un étage, frappe à la porte et fait irruption dans l'appartement. Les trois hommes d'une trentaine d'années ont bu et rigolent un peu fort. Trop fort pour lui. Chacun recevra deux à trois coups de couteau. Même scénario.

Pareil pour cet homme de 70 ans qui vient de fumer une cigarette sur son balcon et qui s'effondre en refermant sa baie vitrée. On a entendu deux coups de carabine, ont dit les voisins. Quelqu'un a tiré de l'immeuble d'en face.

Il sera emmené vivant à l'hôpital mais ne s'en sortira pas.

Pour les blessés à arme blanche, ils seront tous opérés et retourneront chez eux.

Le grand âge

Demain paraît si loin. Comment finirons-nous ? Tout est possible, apparemment. Brutal, parfois. Cela se passe de commentaires.

Denise, 90 ans. Vit en maison de retraite depuis dix ans. Auparavant elle a passé dix ans dans une résidence médicalisée. C'était plus cher. Elle connaît tout le monde, ici. C'est une des résidentes les plus vieilles et les plus dynamiques. Elle participe à toutes les activités. Peinture, dessin, pâte à sel, pâte à modeler. Ça doit lui rappeler quelque chose, il y a longtemps... La vie est cyclique.

Elle ne lit plus depuis des années. Elle forcerait trop sur ses yeux. Elle regarde rarement la télé, surtout dans le grand salon d'en bas. « Je n'aime pas tous ces vieux avachis à côté de moi. Ça ne sent pas toujours très bon. Ils mettent le son trop fort. On n'est pas tous sourds, ici. »

Elle a eu mal dans la poitrine toute la nuit mais n'a dérangé personne. « Je suis assez grande pour savoir quand je devrai mourir. Je crois que c'est le moment de partir. Ne vous embêtez pas, docteur, avec vos appareils. Croyez-moi, si je vous dis que cette fois c'est du sérieux... Je le sais, je n'ai jamais été malade. »

L'électrocardiogramme montre un infarctus. « Ne comptez pas m'emmener. Je ne vous suivrai pas. Ici, c'est chez moi. Je vais me mettre un peu au soleil dans le jardin et ça va passer. »

Après de longues minutes de négociation, elle maintient son refus d'être hospitalisée. C'est son droit. Elle a toute sa tête. Elle est informée des risques. Elle en est bien consciente. Je prescris donc le traitement qu'elle devra prendre. J'en informe son médecin traitant qui passera dans la soirée. Et elle signe une décharge manuscrite dans laquelle elle note que les informations données à propos de son état de santé sont claires, intelligibles, qu'elle seule est responsable de sa décision. Plusieurs témoins signent aussi. C'est une procédure pour éviter ou atténuer les problèmes juridiques à l'encontre du médecin.

Je la trouve beaucoup moins sympathique depuis qu'elle a compliqué ma prise en charge, mais je comprends. Je crains seulement d'avoir quelques comptes à rendre si la famille portait plainte. J'aurais aimé pouvoir contacter les enfants, leur expliquer la situation. Malheureusement ils sont injoignables sur le moment.

À ce jour, je n'ai pas reçu de plainte.

Marcel, 91 ans. Il aime aller au jeu de boules l'après-midi. Il n'y joue pas. Il regarde, seulement. Il n'a plus de force dans les mains, ni dans les bras. Tirer, pointer, c'est une grande partie de sa vie. Il marche encore bien et plaisante avec les jeunes de 70 ans. Il n'habite pas loin. Sa femme est un peu plus jeune. Elle préfère rester à la maison.

Depuis deux minutes, une dispute a commencé sur le jeu de boules. C'est une vieille histoire. Peut-être une histoire de femme. Ils ont tous les deux la quarantaine. En quelques secondes, la dispute dégénère, c'est le drame. L'un d'eux jette une boule sur l'autre qui l'évite, et c'est Marcel, assis juste en face, qui la reçoit sur le crâne. Le coma est immédiat. À notre arrivée son examen neurologique est inquiétant. Il prend de l'aspirine pour un problème cardiaque. Dans un traumatisme crânien, l'aspirine ne fait qu'aggraver le saignement intracérébral.

Il meurt dans la soirée.

Bernadette, 92 ans. Elle est arrivée aux urgences pour vomissements. Elle vit seule et se débrouille avec quelques aides à domicile. L'externe (l'étudiant en médecine de quatrième année) m'appelle. Consciencieusement, il lui a retiré le soutien-gorge pour l'examiner. Je découvre une tumeur monstrueuse, bourgeonnante et nécrosante qui lui a dévoré le sein. Elle n'a jamais rien signalé à son médecin traitant qui, lui, non plus, n'a pas poussé le vice pour examiner cet endroit si intime… « Pourquoi avoir laissé traîner les choses ? », « Je ne m'en plains pas », me répond-elle avec une évidence qui n'appartient qu'à sa logique.

Elle n'a pas mal. Il faut savoir que la perception de la douleur diminue chez les personnes âgées, mais nous vérifions quand même son taux de sucre, car le diabète peut aussi masquer les douleurs. Le résultat obtenu par la petite prise de sang au bout du doigt (dextro) est sans appel. Elle est diabétique et l'ignorait. Sur l'ordonnance qu'elle a apportée, il n'y a aucun médicament pour cette maladie. Depuis quand n'a-t-elle plus eu de prise de sang ? Nous décidons de faire un électrocardiogramme. Puisque le diabète masque les douleurs, méfions-nous d'un infarctus.

Ce jour-là, Bernadette a eu droit au triste tiercé gagnant. Cancer du sein, diabète, infarctus.

Derrière l'arbre, la forêt, dit-on. Elle venait pour des vomissements.

Roger, 93 ans. Sa femme est morte il y a trente ans. Il s'est fâché avec ses enfants. C'est un homme très solitaire, autonome, peu liant. L'année dernière, il faisait encore son jardin. Depuis quelque temps il a très mal à l'épaule gauche. Il reste chez lui, ne se nourrit presque plus. Dans la cuisine, les fonds de casseroles sont pleins d'aliments moisis et de petites bêtes volantes. Il ne les vide plus. Il n'a plus la force de rien. La maison est devenue un taudis. Le sol de son appartement colle sous nos chaussures. Il y a une odeur indescriptible. C'est son voisin qui nous a appelés. Il l'a aperçu et l'a trouvé bizarre. L'homme est amaigri, souffrant, très sale. Son épaule craque dès qu'on la lui mobilise. Il est très essoufflé.

À l'hôpital, les radios montreront un cancer du poumon métastasé. Son épaule s'est fracturée sur les métastases qui ont envahi la tête de l'humérus.

Cécile, 94 ans. Chaque jour une dame vient lui rendre visite durant trois heures. Cette dame est malade depuis une semaine. L'organisme qui l'emploie a négligé de la remplacer. C'est la mi-août. De retour de vacances, les voisins de palier s'inquiètent d'une odeur terrible. C'est vrai qu'il n'a pas plu depuis longtemps. Y a-t-il un problème de canalisation ?

Dans l'appartement du fond, personne ne répond. Finalement, il faudra faire une ouverture de porte avec les pompiers et la police. Cécile est allongée sur le tapis près du fauteuil. Elle a chuté. A-t-elle eu un malaise ? Comment savoir ? D'ailleurs, qui pourrait reconnaître Cécile ? Elle est morte depuis une semaine. Son corps est noir et gonflé.

C'est la pullulation des germes. Son visage ne ressemble plus à rien de la photo posée sur le buffet.

Pour qui n'a jamais senti cette odeur, elle s'imprègne sur les vêtements et reste collée dans les narines pendant des heures.

Germaine, 95 ans. Deux enfants. Une fille, un garçon. Le choix du roi, me direz-vous. Ils ont 70 ans chacun et sont toujours là pour leur mère démente depuis… de nombreuses années. Elle est placée en maison de retraite mais les fausses-routes alimentaires l'obligent à quelques chemins tout tracés vers les urgences. Nouvelle suspicion de pneumopathie.

La fille lui caresse le front, la larme à l'œil. « Je ne veux pas qu'elle s'en aille. Une maman, on l'aime pour la vie. »

Je soulève le drap pour l'examiner. C'est un corps osseux, d'une rare maigreur, rétracté, sûrement déshydraté et brûlant. 39,8 de température. Les jambes sont repliées sur le côté et ne peuvent s'étendre. Elle est dans cette position depuis… de nombreuses années. Elle est toute raide et porte une couche et des chaussettes de laine. Pas d'escarres. Elle ne doit pas voir grand-chose avec deux cataractes. Entendre ? Il faut crier. Elle ne serre pas les mains quand on le lui demande. Que comprend-elle ? A-t-elle envie de vivre dans un état pareil ? La question ne se pose pas. La fille continue de lui murmurer des mots tendres, de tout lui expliquer : « Le monsieur, c'est le docteur qui va s'occuper de toi. Tu le sais, on t'a toujours bien soignée ici. »

Charles, 96 ans. Il vient de mettre fin à sa vie. Une balle de fusil dans la bouche. Il vivait seul dans sa maison. C'est l'émoi dans le village. Le doyen est mort. Il était dépressif depuis dix ans. Il avait perdu sa femme. Ils n'ont jamais eu d'enfants. C'est lui qui se faisait à manger. « Il se faisait tout, tout seul », me dit une jeune voisine. « De temps en temps, je lui apportais des courses quand il me le demandait. C'était propre chez lui. Il avait toujours un petit mot gentil. On l'aimait. Jamais je n'aurais cru. » Elle se met à pleurer, comme si elle avait perdu son grand-père.

Jeanne 97 ans. 98 dans deux mois. Elle est active. Elle a un très joli appartement dans les quartiers chics. Elle marche bien, elle sort pour faire sa promenade quotidienne. Elle a presque toute sa tête. Elle perd quand même un peu la mémoire, dit quelques bêtises parfois.

Ce matin, l'aide-soignante qui vient tous les jours, l'a trouvée dans son lit. Ce n'est pas son habitude. Elle ne se sent pas de se lever. La tête lui tourne. Elle a un peu mal dans la poitrine mais n'a jamais eu de problème au cœur. Ah ! Ce cœur, il bat bien lentement ce matin. Vingt-neuf pulsations par minute. Ceci explique sûrement cela. La tension est très basse.

Toute la famille est présente dans l'appartement. Toutes les générations.

« On va l'emmener en cardiologie. »

La grande échelle a été déployée. Les médicaments pour accélérer son cœur sont peu efficaces. Il se peut qu'il y ait aussi un infarctus. L'ascenseur ne marche pas et la descente dans les escaliers pourrait aggraver son état. Il vaut mieux la laisser à plat, ce sera préférable pour elle.

En voyant l'installation sur la nacelle de l'échelle et le monde que cela mobilise, la fille est impressionnée.

Ça y est, tout est prêt. L'échelle commence à descendre. Je propose au petit-fils, qui doit avoir 30 ans, de prendre une photo avec son portable. *Mamie vole.* « Il y a deux ans, elle était avec moi à New York. L'année d'avant, elle est partie en Israël. Elle aura voyagé jusqu'au bout. »

Dédé, 98 ans. Pensionnaire, dément, cloué au lit depuis cinq ans, rempli d'escarres avec une infection pulmonaire qui traîne depuis une semaine et s'aggrave un peu plus chaque jour.

Il est trois heures du matin lorsqu'on nous appelle. C'est la panique à la maison de retraite. « Il est vraiment mal. » On sous-entend que si je ne l'emmène pas à l'hôpital, je suis un criminel. Il est en choc septique et inconscient. On pose une perfusion. On monte l'oxygène et j'explique au personnel qu'on ne fera rien de plus à l'hôpital et que j'assume entièrement de le laisser là. Nous repartons.

Edwige, 99 ans. C'est ma voisine. Elle aura 100 ans dans six mois. C'est une grande fête qui se prépare. Ils vont venir de toute la France et des États-Unis. Un siècle, c'est formidable quand on est aussi bien qu'elle.

Misère !

Il est 21 heures. L'intervention est au huitième étage d'une tour, et l'ascenseur est en panne. Nous prenons donc les escaliers avec un lourd matériel médical. C'est déjà une épreuve d'arriver en haut. L'immeuble est dégradé. Sur certains paliers, l'odeur d'urine est saisissante. Les pompiers interviennent souvent dans ce quartier. Il arrive qu'on les reçoive avec des jets de boulons lancés du douzième étage. Certaines bandes s'amusent à composer le 18 pour de fausses interventions qui ne sont que des guets-apens.

La patiente a 38 ans et doit peser quarante kilos. Elle se roule par terre à l'entrée du salon, agite ses bras dans tous les sens, se contorsionne. Au premier coup d'œil, les symptômes n'évoquent en rien une crise d'épilepsie. L'ami, au fond de la pièce nous explique qu'elle a fait un arrêt cardiaque et qu'il a effectué un massage cardiaque. J'émets d'emblée des doutes sur l'arrêt cardiaque. Il n'a pris aucun pouls et n'a aucune notion de secourisme. Il semblerait plutôt qu'elle ne respirait plus, mais j'émets encore des doutes. J'apprends qu'il a aussi pratiqué le bouche-à-bouche.

L'infirmière qui m'accompagne s'installe par terre près de la patiente. Elle la calme et lui prend les constantes (pouls, tension, oxygénation). L'agitation diminue aussitôt. Soudain, une troisième personne apparaît : la mère. « Ma fille a beaucoup de problèmes en ce moment. » Je cherche à comprendre qui vit dans cet appartement lugubre, gris, triste, sale, avec des pans de tapisserie décollés ou déchirés, du lino troué, un fauteuil défoncé, des cendriers remplis à ras bord de mégots. « Elle vit seule avec ses enfants. — Où sont-ils ? — L'aînée a 17 ans, elle a déjà un enfant et vit avec le papa de l'enfant. — Et les autres ? — Ils ont 11 et 13 ans. — Ce soir, où sont-ils ? — Quand la maman ne va pas très bien, ils vivent chez leur sœur aînée, celle qui a 17 ans. »

Je cherche à savoir pourquoi la grand-mère ne s'en occupe pas. Pas de réponse. Les bras m'en tombent.

L'examen de la patiente montre qu'elle a surtout bu. Son haleine est caractéristique. Elle dit n'avoir pris qu'une bière. Lorsque je pose la question à l'ami, il confirme. Comment peut-il avoir pratiqué le bouche-à-bouche en passant à côté d'une haleine aussi forte ? Tout ça n'est pas très clair.

La patiente est sous méthadone (traitement substitutif de l'héroïne). Elle dit être une ancienne toxico. Ancienne toxico ? J'ai toujours du mal à y croire quand on prend depuis quinze ans de la méthadone prescrite par les psychiatres et légalisée depuis 1995 par l'État. Ce n'est pas un problème de fond, compliqué je le sais, mais de forme, de statut, d'étiquette.

Dix minutes plus tard, la patiente est assise dans son canapé. Elle veut fumer et geint en disant que sa vie est un enfer. On apprend qu'elle aurait un cancer des ovaires et qu'elle suivrait une chimiothérapie. Il n'y a aucun compte-rendu médical dans l'appartement. La mère ne nie ni ne confirme. L'ami dit qu'il est là pour donner un coup de main quand elle a besoin d'aide. Difficile de discerner le vrai du faux. Tout s'emmêle. Son état d'ébriété n'arrange rien. Son examen clinique n'est pas inquiétant. Je décide de la laisser sur place. Qu'elle aille se coucher, qu'elle s'endorme. Pourquoi l'hospitaliser en urgence ? Elle a bu, c'est d'abord cela. La mère accepte de rester avec elle pour la nuit.

En redescendant les étages par la cage d'escalier, le conducteur me dit : « Elle leur a fait son numéro. » Je suis d'accord avec lui, même si ce n'est pas très clinique. Puis, il me raconte une anecdote sur un ascenseur bloqué dans un immeuble dans lequel deux jeunes passablement imbibés étaient coincés. En voyant arriver les pompiers, ils n'ont rien trouvé de mieux que de les insulter, de se défroquer et de leur pisser dessus à travers les grilles en fer.

Deux heures plus tard, nous sommes appelés pour une femme menaçant de se défenestrer du huitième étage. Je blêmis en voyant la même adresse. Le petit numéro de tout à l'heure serait-il en train de tourner au cauchemar ? Le conducteur ne fait rien pour me rassurer. « Elle a peut-être déjà sauté ? » C'est égoïste, mais je pense d'abord à moi. Ai-je fait une erreur médicale, une erreur d'appréciation ? Les ennuis vont commencer. La hiérarchie va me tomber dessus. Et puis je vais entendre certains collègues : « Moi, à ta place, j'aurais hospitalisé, c'est évident », « Je suis désolé pour toi. T'as une bonne assurance ? Faut pas compter sur le service. Ce n'est pas eux qui vont te défendre », « Qu'est-ce qui t'as pris de la laisser chez elle ? Au huitième étage, en plus. On ne sait jamais… », « Mon pauvre ! Heureusement que tu aimes les oranges ».

Stop. Ce n'est pas moi qui l'ai jetée par la fenêtre ou le balcon. À aucun moment elle n'a dit qu'elle voulait mourir. Il y a des témoins. Elle n'était pas toute seule dans l'appartement. Elle était d'accord d'aller se coucher. Quand on est partis, elle dormait déjà à moitié sur le canapé. Je peux toujours faire ressortir les bandes enregistrées lorsque j'ai passé par téléphone mon bilan médical sur la ligne des pompiers et du Samu. Je ne me souviens plus de ce que j'ai dit exactement au médecin régulateur...

Bon ! Ça suffit. S'il le faut, je trouverai les arguments pour me défendre, à tête reposée. Pour l'instant on n'en sait pas plus. Je demande au conducteur d'accélérer. Qu'est-ce qu'on va découvrir si elle s'est vraiment jetée du huitième étage ?

Les phares et les gyrophares éclairent un peu le bas de l'immeuble plongé dans l'obscurité. Quelques personnes sont encore dehors. Pas d'attroupement comme on pourrait s'y attendre devant un cadavre ou un corps en train d'expirer. La fille de 17 ans est là, à l'entrée de l'immeuble. Elle raconte déjà, à qui veut l'entendre, que sa mère a eu un arrêt cardiaque, qu'elle a été réanimée par un ami et que les pompiers l'ont laissée sur place.

Là, à tous les coups, si le juge ne comprend rien à la médecine, ne fait pas appel à un expert, et déteste en plus les médecins (parce qu'un urgentiste a sauvé sa belle-mère d'un grave accident), je file directement en prison.

En deux secondes, on comprend vite que personne n'a sauté. Elle est toujours au huitième étage sans ascenseur. C'est curieux, je ne me sens pas essoufflé.

Elle est dans sa chambre. Seule. Elle fume. Les fenêtres sont fermées. L'ami est toujours dans le salon, la mère aussi. « Elle a dit qu'elle voulait sauter. Elle s'est mise à crier, elle n'a pas voulu se coucher. »

Moi aussi, j'ai envie de passer une bonne nuit. Travailler, ce n'est pas un problème mais avoir une épée de Damoclès qui ne vous lâche plus, c'est insupportable.

Bien sûr, elle ne veut pas venir. « Ils ne vont rien me faire à l'hôpital. » À cette heure et surtout dans son état, je suis d'accord avec elle. Elle ne verra pas de psychiatre. On attendra qu'elle soit dégrisée. L'entretien serait faussé.

Finalement, il faut la prendre par le bras pour qu'elle nous suive, qu'elle descende les huit étages, qu'elle rentre dans l'ambulance. Ouf ! Ça va mieux…

Je n'ai pas l'impression d'avoir servi à grand-chose. J'ai surtout sauvé ma peau dans cette histoire.

« Quand elle sortira de l'hôpital, elle leur refera le cirque, si elle boit à nouveau », me dit le chef d'agrès de l'ambulance. Je suis encore d'accord.

Ces jeunes qui nous échappent

Intervenir sur des nouveau-nés, des bébés, des enfants, des ados, et maintenant des jeunes adultes, ce n'est pas sans me rappeler que je suis parent. Parent et donc vulnérable. Parce qu'on les aime ces petits, ces turbulents, ces ados qui vous font les quatre cents coups, ces grands qui ont quitté la maison depuis peu et qui vous appellent pour une prise qui ne fonctionne plus, le frigo vide depuis un peu trop longtemps, la perte de leur carte de transport, le moral qui flanche et tant d'autres raisons…

On ne souhaite pour eux que le meilleur. S'il doit leur arriver quelque chose, ce n'est sûrement pas un accident, une catastrophe. Pourtant on ne peut pas s'empêcher d'y penser. Personne n'est à l'abri. On essaye de vite éloigner la mauvaise pensée. Tellement de tragédies arrivent autour de nous… Les informations nous accablent de mauvaises nouvelles, de drames, de faits divers toujours plus glauques. Et cela, à l'échelle mondiale. S'il ne se passe rien près de chez vous, soyez rassuré, au bout du monde, c'est l'horreur.

Ce que je vais vous raconter n'est pas moins horrible. Certains vous diront que c'est la vie, que c'est le karma, qu'on ne peut y échapper. Moi, dans ces cas-là, je ne vois que le gâchis. Les enfants qu'on élève et qui meurent.

Jusqu'à ce jour, il me semble avoir été assez préservé. Je n'ai été confronté qu'une fois à un enfant mort-né. Je n'avais pas pratiqué l'accouchement. Peut-être était-ce moins traumatisant pour moi ? Elle venait des pays de l'Est, et en passant la frontière italienne, elle avait ressenti de fortes contractions. Lorsque nous avons ouvert la porte du camion où elle se trouvait, elle avait l'enfant dans les bras et elle le regardait comme une maman regarde un enfant qui dort. Les hommes, autour d'elle, l'avaient aidée pour l'accouchement. L'enfant était né à sept mois. Né mort, mort-né. Les hommes l'avaient tout de suite compris.

J'ai un vague souvenir de ce qui s'est passé ensuite. La police était-elle là ? Ai-je examiné la femme ? Avait-elle expulsé son placenta ? Avait-elle des saignements ? Oui, non. Non, oui. Je ne me souviens finalement que d'une chose. Cette porte que l'on ouvre et son regard sur son enfant. Elle était jeune. C'était son premier enfant.

Chaque fois que nous partons pour un enfant inconscient de moins de 2 ans, je redoute la mort subite du nourrisson, l'enfant retrouvé mort dans son lit, sans explication apparente, et qu'un des deux parents ou la nounou découvre après s'être inquiété d'une sieste qui durait. La prise en charge est très complexe. D'abord on nous incite à réanimer. Que sait-on de l'heure, de la minute, de la seconde exacte de l'arrêt cardiaque ? Et si le bébé est déjà bleu et froid, que fait-on devant les parents ? Doit-on tout mettre en route et faire comme si… alors qu'on sait qu'il n'y a aucun espoir.

Depuis quelques années, il est préconisé d'emmener l'enfant à l'hôpital, de le sortir de chez lui, même si d'un point de vue clinique, pour le médecin, l'enfant est déjà mort. Là, il s'agit vraiment de faire semblant. C'est un service qu'on rend aux parents qui peuvent être soupçonnés d'homicide. Cela n'empêche pas l'enquête *a posteriori*, mais permet simplement d'éviter, sur le moment, l'interrogatoire, les questions lourdes et obligées de la police. Imaginez le désarroi des parents, déjà inconsolables de perdre leur enfant, et accusés en plus d'être potentiellement des meurtriers.

Je sais que certains de mes collègues ont vécu des moments éprouvants. Pour l'instant j'ai été épargné. Mais comme je le dis, chaque fois, je me fais mon petit scénario avant d'arriver. Je me prépare au pire, et je soupire dès que je comprends que le bébé a juste fait une convulsion hyperthermique. En effet, il s'est raidi, il semblait ne plus respirer, les yeux révulsés. Puis il est devenu tout mou, et pendant quelques instants, toujours trop longs, il ne réagissait à aucune stimulation. Il était inconscient.

Avoir une piscine sans clôture et des enfants en bas âge qui ne savent pas nager c'est un risque immense. Des campagnes de prévention ont crié au danger, et pourtant chaque année l'histoire se répète. Il a 3 ans et il a échappé à la vigilance des parents. C'est ce qu'on lira demain dans les journaux. En attendant, au bord de la piscine, toute l'équipe médicale masse, ventile le petit corps que le père a retrouvé flottant sur le ventre. Celui-ci n'a pas eu la chance de Sébastien, âgé de 3 ans aussi, qui, la semaine dernière en tombant dans l'eau, ne s'est pas noyé. Sa glotte est restée fermée. C'est un réflexe. L'eau n'est pas entrée dans les poumons. Mais il aurait quand même pu mourir d'asphyxie si son grand-père ne s'était pas étonné de voir son petit-fils trop immobile près de l'échelle. Une fois la tête hors de l'eau, il a fallu le stimuler pour qu'il se remette à respirer, et puis il a vite récupéré son manque d'oxygène. Il s'en est fallu quand même de peu.

Au bord de la piscine, la réanimation s'éternise. Il faut informer les parents, leur dire quelque chose. Ils sont là-bas, dans un coin du salon. La maman a rejoint le papa. Chaque mot qui va être dit est important. Les faits, d'abord les faits, tout ce que l'on a fait depuis notre prise en charge, ce que nous sommes en train de faire, ce qu'on va continuer de faire jusqu'à ce que… jusqu'à ce que… jusqu'à ce que. Il faut bien s'arrêter un moment, mais ce n'est pas le moment de le dire. Il faut dire que c'est grave, même s'ils le savent, le dire pour qu'ils se préparent. Et on retourne auprès de l'enfant. Bientôt on retournera auprès des parents, et ils devront entendre : c'est fini.

On paierait cher pour ne pas être là, ne pas avoir vécu tout ça, y repenser plusieurs nuits d'affilée ou quelques mois plus tard en voyant ses enfants au même âge.

Ne pas être là pour éviter d'être témoin des larmes, des cris, des visages qui se tordent, des corps qui s'effondrent. Être témoin de ces deux êtres foudroyés d'un coup et qu'on ne pourra pas consoler.

Ne pas être là pour ne pas sentir sa gorge qui se serre, ses larmes qui montent et qui sont prêtes à déborder, qu'on ne peut même plus cacher.

On nous appelle déjà ailleurs. Il faut faire vite. Ranger le matériel. Partir. Tout quitter. On sait ce qu'on laisse derrière nous. Et quand on téléphonera le soir, chez soi, pour parler à ses enfants, chaque voix sera une petite lumière.

J'ai échappé à toutes sortes de drames auxquels mes collègues ont dû faire face. À la relève, on entend les histoires des uns et des autres, et on se dit : tant mieux, ce n'est pas tombé sur moi. Je n'aurais peut-être pas supporté la défenestration de la gamine de 12 ans ni la méningite foudroyante du gamin de 6 ans avec les parents, à côté, qui comprennent que leur enfant est condamné même s'il est encore vivant.

Il y a dix ans, je suis intervenu la nuit, sur un accident de mobylette, en pleine campagne. Ils étaient deux garçons. Le conducteur, 14 ans, et l'autre, derrière, assis sur le porte-bagages, 11 ans, mort sur le coup longtemps avant notre arrivée et que nous n'avons pas réanimé. Celui de 14 ans avait des fractures de côtes et une forte suspicion d'hémorragie interne sur un traumatisme de la rate. En passant la morphine pour le soulager, je ne pouvais que penser aux parents du gamin de 11 ans qui n'étaient pas encore sur place et qui allaient découvrir toute l'histoire.

Ils ont 15, 18, 19 et 20 ans.

Ce n'est pas le même jour, ce n'est pas la même route. Ils vont avoir tous les quatre un accident en deux-roues, ne mourront pas sur le coup mais quelques heures plus tard à l'hôpital.

Le premier a très mal au ventre après sa chute. Il pleut cet après-midi-là. Il a glissé tout bêtement et a fini sous le garde-fou. Son ventre est déjà dur. Il n'y a pas de doute, il faut que les chirurgiens soient prêts. L'hôpital est à trois quarts d'heure. On ne peut pas faire plus vite. Il mourra au bloc opératoire. Son aorte était déchirée.

Le second se rend au travail à moto. Il a heurté la voiture de devant. Il devait aller très vite. Il est inconscient, disloqué. Son cœur bat jusqu'à l'hôpital mais après le scanner, tout s'arrête. C'est une désinsertion de l'aorte par décélération. Au-delà de 50 km/h, lors de l'arrêt brutal du corps, chaque organe poursuit sa course. L'aorte a été cisaillée pendant le choc.

Le jeune homme de 19 ans fait du vélo dans l'arrière-pays. Il est en vacances. Il est danois. Il profite de la Côte d'Azur en hiver, mais la route est glissante, humide, dans le vallon. Lorsque nous arrivons, il est extrêmement blanc. Il saigne. Son bassin est multifracturé. Il ne survivra pas malgré la radiologie interventionnelle pour stopper les hémorragies.

Elle vient d'avoir 20 ans. Elle aime la moto. Elle n'a pas le permis mais elle suit son ami. La région est très belle en automne. Ce serait dommage de ne pas profiter des balades en montagne sur des routes presque désertes, des routes sous le ciel bleu avec un paysage éclairé comme si on avait allumé les arbres. Et puis il y a l'accident. Tout bête. Une tache d'huile sur la chaussée et la moto part de travers. Lui s'accroche au guidon. Elle tombe en arrière et glisse sous le bus qui arrive en face. Le bassin est broyé. On fera venir l'hélicoptère pour la transporter au plus vite. Elle mourra trois heures plus tard.

Des histoires comme celles-ci, il y en a des centaines, chaque médecin urgentiste pourrait vous en raconter. Les patients sont d'emblée dans un état très grave ou s'aggravant très rapidement. On leur parle, juste le temps de poser quelques questions sur leurs antécédents. Au passage on apprend quelque chose de leur vie, on essaye de les rassurer. On peut aussi leur expliquer qu'on va devoir les endormir pour telle ou telle raison, et ils ferment les yeux pour ne jamais les rouvrir. Certains n'auront que nos visages comme dernier souvenir.

Brèves d'ambulance

Quand les patients sont stables et conscients, que les douleurs sont moindres ou apaisées, qu'ils sentent que le gros de l'orage est passé, qu'ils ont envie de parler, il peut y avoir des conversations surprenantes.

Sans avoir à poser de questions, le temps d'arriver à l'hôpital, ils se confient, survolent leur vie, s'arrêtent sur un élément douloureux ou joyeux, racontent un voyage qu'ils aimeraient faire mais qu'ils ne feront jamais, parlent des études de leurs enfants qu'ils adorent, du patron qu'il faut avertir, de l'épouse qui doit se faire du souci, du petit chien qui est resté seul dans l'appartement.

Il est 3 heures du matin. Le patient vient de faire une colique néphrétique.

— Vous êtes bien installé ? Je vois que vous n'avez plus mal. Si vous voulez dormir dans l'ambulance, vous pouvez fermer les yeux. Il y en a encore pour trois quarts d'heure de trajet, minimum.

— Non ça va, merci.

— Vous avez des difficultés à dormir, c'est ça ?

— Oh non, je suis un bon dormeur. Il suffit que je pose la tête... Je dors partout.

— Même au travail ? (Je lance cela en rigolant.)

— Surtout au travail.
— Où travaillez-vous ?
— À la Poste. C'est un métier. Malheureusement, je suis bientôt à la retraite. Je sens que je vais être débordé.

Elle a 72 ans. Elle vient de faire une petite décompensation cardiaque et ne cesse de s'enlever le masque à oxygène pour me parler.
— C'est le Professeur M. qui a amputé mon mari. C'est un très bon chirurgien.
— Il l'a amputé de quoi ?
— D'abord du gros orteil pour son artérite. C'était un gros fumeur. Trois paquets par jour. Maintenant il n'en fume plus qu'un.
— Ça fait encore beaucoup.
— Qu'est-ce que vous voulez que je vous dise… Après le gros orteil, on l'a amputé des deux autres à côté. Et comme ça se compliquait, il a continué par le pied et finalement la jambe. Tout ça en dix ans.
— Votre mari est un bon client.
— Oh ! Ce n'est pas terminé. C'est l'autre jambe maintenant qui foire. Là, il veut tout amputer d'un coup.
— Vous devez être un peu inquiète ?
— Vous savez, docteur, même cul-de-jatte, j'aimerais mon mari.

Il a 40 ans et s'est cassé la jambe au ski. On nous a appelés pour calmer sa douleur.
— Ma fille voudrait faire médecine.
— Bon courage.
— Je sais, les études sont de plus en plus difficiles. Vous avez peut-être un conseil ?
— Elle est dans quelle filière ?

— Filière scientifique.
— Et pourquoi médecine ?
— Vous allez rire. Sauver des vies.
— Ce n'est pas drôle tous les jours.
— Ce n'est pas ce que je voulais dire.
— J'ai bien compris. Sauver des vies, c'est toujours mieux que de croire à l'argent.
— Qu'est-ce que vous conseillez si elle rate médecine ?
— Philosophie.
— Vous blaguez.
— Pas tant que ça. Si c'est une bosseuse, elle va vivre comme dans un bunker. Et si elle échoue, il lui faudra beaucoup de philosophie pour retourner à la vie.
— Moi je suis taxi. C'est moins compliqué.
— Vu l'état de votre jambe.
— J'avais presque oublié.
— Vous voyez que ça vous fait du bien la morphine.

Elle a 50 ans. Elle vient de faire deux malaises dans un supermarché et se sent très essoufflée. Je suspecte une embolie pulmonaire.
— Dieu vous a mis sur ma route.
— Je crois que c'est le vigile du supermarché qui nous a appelés.
— Dieu est partout.
— Tenez. Respirez tranquillement dans le masque d'oxygène.
— Vous m'emmenez où ?
— Au paradis. Ça vous va ?
— Ne me faites pas rire, ça me fait une pointe dans le poumon.
— Est-ce que vous êtes ménopausée ?

— Pourquoi me demandez-vous ça ?

— Pour savoir si vous prenez des hormones de substitution. Il y a parfois des risques de phlébite et d'embolie pulmonaire.

— Je ne me soigne qu'à l'homéopathie et aux plantes. Le reste, c'est des saloperies. Pardon, pour le gros mot, docteur.

— Vous êtes bien contente de respirer de l'oxygène pur ? C'est aussi un médicament.

— Oui, mais c'est de l'oxygène. C'est ce que doivent respirer les anges ?

— Vous allez être contente. Les hôpitaux sont remplis d'anges. Ils sont nombreux ceux qui respirent de l'oxygène. Et si on y croit vraiment, il y a même des gens en blouse blanche qui vont tout faire pour que vous alliez mieux… Vous pourrez peut-être aller à la messe. Il y a une petite chapelle dans l'hôpital.

— Alléluia !

— Si vous le dites…

Il est banquier et fait un infarctus. C'était son premier jour de vacances à la montagne. Il vient de m'expliquer sa vie de dingue pendant que nous faisions les premiers soins. Nous n'avons pas commencé à rouler.

— Vous, c'est pire que moi. C'est un sacerdoce.

— Médecin, ce n'est quand même pas prêtre.

— C'est sûr, mais vous faites un beau métier.

D'un coup, le voilà qui vomit en jet. Je suis juste en face et je reçois tout. Je n'ai rien pu éviter. Il ne l'a pas senti venir. J'en ai de partout, sur le pantalon, sur les bottes, même à l'intérieur de ma veste.

Il n'avait pas tort pour le sacerdoce. En tout cas, je ne l'ai pas béni pour son vomi. Je me suis nettoyé comme j'ai pu. Et nous avons roulé les fenêtres ouvertes.

Automobilistes, un peu de civisme !

Le doigt d'honneur est une pratique de plus en plus courante en voiture. Certains automobilistes en usent et en abusent. Il ne fait pourtant pas partie du code de la route.

Ne vous aventurez pas à klaxonner, même faiblement, à un feu rouge pour signaler au premier conducteur que ce même feu est passé au vert depuis un petit moment. Comme réponse, il baissera sa vitre et vous montrera son majeur dressé vers le ciel. Vous me direz, ce n'est qu'un doigt... Il vaut mieux ça qu'un coup de poing dans le nez, un coup de couteau.

La réalité est aussi violente. Je suis toujours stupéfait de ce que les gens sont capables au volant quand on voit le genre de blessés qu'on reçoit aux urgences. Chacun règle son compte à l'autre, le sanctionne à sa façon. À côté, le permis à points pour les infractions, c'est de la rigolade.

Une voiture vient de faire une queue-de-poisson. L'automobiliste contrarié profite du prochain feu rouge pour descendre de sa voiture et signaler à la voiture intrépide de faire attention. Ni une ni deux, il reçoit un coup de couteau dans le thorax. Un poumon perforé.

Pour un même scénario, on peut vous défoncer la mâchoire : « Qu'est-ce t'as, t'es pas content ? Sors de ta caisse si t'en as ! »

Dans des cas pareils, ne sortez jamais de votre voiture, remontez les vitres, enfermez-vous. Ils taperont sur la carrosserie. Vous finirez chez votre garagiste. C'est mieux que de terminer aux urgences.

Laissez passer les plus pressés, il y aura toujours un bouchon un peu plus loin qui les freinera et vous serez juste derrière eux. Ils ne seront pas plus avancés.

La dernière histoire en date, c'est avec une femme enceinte de sept mois. Elle gare sa voiture sur un emplacement correct, mais en faisant son créneau, elle heurte légèrement un scooter qui s'était garé derrière elle. Le propriétaire du deux-roues, courroucé par ce qu'il voit, attend que la femme sorte de sa voiture pour lui dire deux mots. Elle s'excuse, mais elle lui fait remarquer que les scooters doivent se garer plus loin. Révulsé, le conducteur du deux-roues la gifle, et comme elle réagit aussitôt en lui donnant un coup de pied dans le tibia, il lui en remet une et la pousse par terre. Elle tombe en avant sur le ventre et manque de se fracturer le poignet dans la foulée. Nous la recevons donc aux urgences. L'urgence étant de vérifier que tout va bien d'un point de vue obstétrical, que le fœtus n'a pas souffert, qu'il n'y a pas de saignement, de décollement placentaire, que la poche des eaux ne s'est pas rompue, etc.

C'est aussi l'occasion de parler des difficultés que l'on peut rencontrer lorsque, en tant que secouriste, on doit s'acheminer sur une intervention.

Pour le conducteur, c'est un gymkhana qui demande une concentration de tout instant. Sur la route, l'automobiliste *lambda* n'est pas toujours des plus attentifs. Il rêvasse, n'entend pas la sirène, ne voit pas les gyrophares, ne sait pas comment anticiper (à droite ou à gauche), provoquerait presque un accident ou profite de la trouée dans la circulation pour se faufiler à toute allure derrière l'ambulance. Y a-t-il un code de bonne conduite face aux véhicules prioritaires ? Comment savoir ce qu'il faut faire, ce qu'il ne faut pas faire ?

Comme disent si bien certains de mes collègues pompiers en pensant aux conducteurs qui font obstruction au passage : « S'ils savaient que c'est leur mère qu'on va secourir, ils nous laisseraient passer plus vite. »

Tenue correcte exigée

Au commencement, nous avions tous une salopette rouge à manches longues, avec une grande étiquette dans le dos où on pouvait lire *Médecin* ou *Infirmier*. Chez les pompiers, c'était notre bleu de travail. En fait, une salopette de garagiste pas vraiment confortable, bien étriquée dès qu'on levait les bras, étouffante en été, glaciale en hiver.

L'avantage, sur intervention, c'est que le rouge se repérait tout de suite. Pas besoin de chercher à la jumelle où était l'équipe médicale. On nous voyait de loin.

Lorsque j'ai commencé mes gardes d'hélico, j'étais plutôt content d'être à ce point visible. En dehors des motifs clairement médicaux, on pouvait décoller pour toutes sortes d'interventions en montagne (une personne perdue ou disparue, un expert en avalanche à déposer sur site, un feu à repérer, un éventuel crash d'avion biplace). On embarquait quand même le médecin au cas où il faille secourir quelqu'un, mais pour des raisons de poids et de carburant, si la recherche se prolongeait, on le déposait un peu n'importe où, afin de continuer avec un appareil plus léger, donc plus mobile.

Je me suis retrouvé plusieurs fois sur des terrains de sport, dans des villages isolés, à attendre sur des gradins, en plein hiver, que l'hélico revienne. Cela pouvait durer...

Valait mieux avoir des collants sous la salopette et un bon bouquin pas loin. Combien de fois, je me suis dit : Qu'est-ce que je fous là ? Putain, je me pèle.

Il y a longtemps, vous avez peut-être vu, dans une station de ski, un hélico rouge atterrir, un médecin en descendre (salopette rouge), et l'hélico décoller aussitôt pour aller chercher un skieur hors piste. C'était moi avec ma valise rouge, ma valise bleue et mon scope, trois boulets dans la neige, à regarder les skieurs tout schuss, les débutants accrochés à leur tire-fesses, à me demander encore une fois ce que je foutais ici, à être frigorifié au bout d'un quart d'heure à moins dix degrés. Et là, vous êtes le plus heureux du monde quand quelqu'un vous a repéré. Merci Michel. Quelqu'un du centre de secours pompiers d'à côté qui se demande pourquoi l'hélico vient d'atterrir et qui, à la jumelle, remarque un bonhomme tout rouge, un peu désœuvré, assis sur une valise (rouge) qui serait prêt à jouer à Mario Bros, même sous la torture, pourvu qu'on le mène au chaud. Quelle vie d'aventurier !

Michel est venu me chercher plusieurs fois. Parce que plusieurs fois j'ai eu la chance que Michel soit là. Je ne sais pas ce qu'est devenu Michel, mais je ne l'ai pas oublié.

« Esculape pour bilan radio. Je suis en présence d'un accident de la voie publique avec deux incarcérés… »

Esculape était mon nom. Mon nom de code radio. Mes enfants répétaient *escalope* et ça les faisait rire aux éclats. La première fois qu'on vous nomme ainsi, vous trouvez la référence mythologique surprenante. On vous hisse soudain au rang de dieu de la Médecine, de fils d'Apollon, né d'un œuf de corneille. Ça vaut bien un petit tour en hélico et une salopette rouge. Et comme l'habit ne fait pas toujours le moine, je finirai cette petite digression sur une anecdote.

Il est 8 heures du matin. Je sors de garde avec cette fameuse salopette. J'ai une course à faire, une batterie à acheter, et j'attends sur le parking, dans ma voiture, que le supermarché ouvre ses portes. À 8 h 30, je bondis hors de ma Ford, claque la portière après avoir baissé le bitoniau, et réalise que j'ai laissé les clefs à l'intérieur, sur le moteur. Je ne peux plus ouvrir. Je suis donc enfermé à l'extérieur et bien en vue, tout de rouge vêtu. *Bien que Noël approche, ça m'apprendra à ne pas m'être changé avant d'avoir quitté la garde.*

Je n'ai que deux solutions : casser une vitre ou trouver le système D. Le système D, je l'ai déjà pratiqué, parce que ce n'est pas la première fois que ça m'arrive. Il me faut un cintre en fer que je déplie, que je tords avec un certain angle pour le passer par le caoutchouc de la portière et l'utiliser comme un crochet. Après, c'est une question d'habileté pour attraper la poignée intérieure, viser au mieux, tirer, et enfin ouvrir la porte. Cela peut prendre un certain temps et c'est parfois galère.

En résumé, il n'y a plus qu'à trouver un cintre. Chic ! Il y a un supermarché à côté. Comme c'est bizarre… Je vais donc flâner au rayon fringues. Ce n'est pas facile de trouver le cintre adéquat. Les armatures sont en plastique épais ; mais quand on tombe dessus… Je suis filmé… Aïe ! Je n'ai pas le choix, je vole le cintre. Oust ! dans la salopette. *Mea culpa.* Au passage, grand sourire à la caissière. Je lui montre mes mains vides.

Je cours vers ma voiture, déplie mon cintre et tripatouille ma portière. Le crochet ne veut pas s'accrocher à la poignée intérieure.

— Monsieur ?

Je me retourne. Une dame.

— Oui.

— Qu'est-ce que vous faites ?

— J'essaye d'ouvrir.

— C'est votre voiture au moins ?

— Vous m'avez pris pour un voleur ou alors un garagiste ?

Elle me regarde très méfiante. Je ne lâche pas le cintre. Je crois que je viens d'attraper la poignée. Ça mord quand je tire un peu.

— J'ai vu qu'il y avait marqué *Médecin* dans le dos.

— C'est exact.

— Prouvez-moi que vous êtes médecin, autrement j'appelle la sécurité du supermarché.

— Madame, regardez, les clefs sont à l'intérieur. J'ai même mon caducée sur le tableau de bord, ça vous va ?

— Hum !

Elle ferait mieux d'aller faire ses courses au lieu de m'enquiquiner. Je sens que je vais être désagréable ou bien… Elle regarde le caducée.

— Je ne vois pas votre nom écrit dessus.

— C'est comme ça. L'ordre des médecins n'inscrit dessus que le lieu de travail. Esculape, ça vous dit quelque chose ?

C'est à mon tour de la titiller. Elle hausse les épaules.

— Esculape vous-même.

Je tire de toutes mes forces et le bitoniau de la portière se lève. Je n'ai plus qu'à ouvrir la porte.

— Vous voyez, madame, ce n'est pas si compliqué de voler une voiture.

— Pauvre type.

Elle m'a pris pour un cintré.

Santé !

Tchin-tchin, un dernier verre pour la route.

Bilan : cinq morts. Des jeunes de 17 à 24 ans. Une bouillie inhumaine au fond d'un ravin, dans la nuit. L'horreur.

Dites bien à vos enfants : quand vous buvez trop, même si vous ne conduisez pas, vous ne serez jamais apte à juger de l'état du conducteur, sans doute aussi imbibé que vous au moment de mettre la clef dans le contact. C'est bien là le danger. Les gens torchés ne contrôlent plus rien. Vous êtes autant victime que responsable. Alors mettez-vous plutôt au défi de passer une bonne soirée sans abuser d'alcool en sachant que vous pourrez peut-être éviter un drame.

Passé une certaine alcoolémie, souffler dans un éthylotest n'est sûrement plus préventif pour empêcher de prendre le volant. Avant le coma, la vigilance est altérée mais pas assez pour trouver encore ses clefs de voiture au fond de sa poche et avoir le temps de démarrer.

Qui n'a pas d'anecdote malheureuse autour de lui ?

Aujourd'hui, je refuserais de monter dans un véhicule de secours avec quelqu'un d'imbibé au volant. Plus jeune, je me suis tu. Le cas était connu, archiconnu. On voyait à table les verres se vider plus vite qu'ils ne se remplissaient. Ce n'était que la partie visible et personne ne bronchait ou alors juste une petite réprimande, une vanne en passant. Le bonhomme était colérique et malheureusement très costaud. Il aurait facilement collé son poing dans les dents du premier impertinent qui se serait permis une remarque de plus. Boire, pour lui, c'était se sentir fort et libre, un homme. Alors pas question de lui amputer ce plaisir, de mettre un obstacle à sa toute-puissance.

Dans ces cas épineux, on se rend compte que le chef n'est plus vraiment chef, qu'il est bien embêté pour prendre une décision, la décision de l'exclure de la garde, de le mettre en noir (il est déjà bien noir), qu'il ira droit au conflit s'il le fait et qu'il y a des conflits qu'il préfère éviter.

On vous fourgue alors le bonhomme comme conducteur du médecin. Il aurait pu être dans une ambulance ou ailleurs, avec une équipe, dans un poste certainement moins stratégique. Mais non. La lâcheté a quelques avantages. C'est plus facile pour certains. Parce qu'on attend du médecin qu'il réagisse, qu'il se plaigne, qu'il passe pour le mauvais bougre et que la machine administrative s'enclenche pour prendre une décision. Enfin !

Je vous le demande, qui n'aurait pas peur à cent à l'heure dans les couloirs de bus, la nuit bien sûr ?

Peur aussi de croire que tout peut se terminer dans un platane à chaque tournant, avec les mains moites mais prêtes, plus que jamais, à redresser le volant à tout instant ou à serrer le frein à main pour éviter le précipice, les yeux comme des essuie-glaces sur le compteur, la route, la trogne du conducteur au cas où il s'endormirait.

Je ne vous parle pas de l'intervention en elle-même. C'est du tragi-comique. Il se vantera même d'avoir mené les opérations d'une main de maître…

Dans les faits, en pleine nuit, quand le bip sonne, qu'on saute dans ses bottes, qu'on court vers la voiture, qu'on se rend compte de l'état du conducteur, où est l'urgence ? Réveiller le chef de garde, l'informer qu'on refuse d'être conduit par un homme en état d'ébriété, passer du temps à se faire entendre, choisir un remplaçant ou bien se faire conduire à ses risques et périls pour répondre à la priorité : l'urgence d'un patient ?

Croyez-moi, il faut avoir les idées claires et avoir déjà vécu ce genre de situation pour ne pas se laisser piéger.

La chose la plus facile, peut-être, c'est encore de prendre le volant, de partir et de tout expliquer au retour.

Souvent, en urgence, nous sommes les témoins de détresses psychologiques dont nous ignorons tout. Nous voyons un patient à un moment précis, dans un état particulier. On peut toujours extrapoler.

Pour l'alcool, il y a des récidivistes notoires, des noms qui font grincer l'équipe soignante, soulèvent un vent de lassitude, inspirent grognements, découragement ou tristesse. On a souvent peu de temps pour s'intéresser à leur histoire. L'état d'ivresse limite aussi beaucoup la relation. On se contente de les examiner puis on les laisse cuver dans un coin du service. Ils dorment pendant des plombes, comme des épaves dont personne ne veut, que personne ne réclame. On les réveille de temps en temps. On s'assure qu'ils vont bien. Ils grimacent, grommellent un peu ou méchamment mais se rendorment aussi sec.

Une fois à jeun, on espère un petit tour chez le psy. On propose l'alcoologue ou l'addictologue, mais c'est rêver. Ils n'ont pas attendu. Ils ont soif. Après sept heures sur un brancard, ils commencent à être en manque. En dessous d'un gramme d'alcool, l'appel de la bouteille se fait sentir. Il est temps de sortir. Souvent par évasion.

Mais où est donc Ornicar, le roi du Ricard ? Disparu. En face, au comptoir pour un petit jaune. Il n'est que 9 heures.

— Un glaçon ?

— Sans façon, et surtout pas trop d'eau patron. Allez Santé ! Un petit verre c'est pervers, un gros verre c'est pépère.

Il y a des records. Des chiffres qui circulent sur l'alcoolémie des patients.

« 4,5 grammes. Qui dit mieux ? » annonce un interne en regardant les examens de sang.

« À peine. Cinq grammes d'alcool, moi », se targue l'autre interne. « C'était la semaine dernière, un jeune de 17 ans qui sortait de boîte. »

En vingt ans d'hôpital, je me suis arrêté à 6,5 grammes. Elle avait 40 ans, SDF, ses pupilles clignotaient comme deux warnings, tantôt serrées, tantôt très dilatées. Je n'avais jamais vu ça.

Mais en dehors de ces chiffres et du nom du patient que l'on retient à force de fréquentation aux urgences, on ne connaît pas grand-chose de leur existence, de leurs choix, de leur détresse profonde.

Si, une chose, peut-être. L'alcoolisme n'arrange rien. Tout s'aggrave au contraire…

On les voit se dégrader de mois en mois, d'année en année, leurs visages changent, s'épaississent, leurs mains gonflent, leurs ventres se déforment. C'est une série de complications médicales. Ils sont bombardés de rayons. Il y a souvent un traumatisme crânien surajouté (les chutes sont fréquentes), une hémorragie digestive qui les rend un peu plus faibles, des crises convulsives répétées qui achèvent de détruire leur cerveau. Et puis un jour, on ne voit plus personne. On se dit : tiens ! ça fait longtemps. Où est-il celui-là ? Ah ! tu ne savais pas. Il est mort. Il s'est fait rouer de coups. Une rixe pour une bouteille de rouge.

Que peut-on faire aux urgences ?

Rien malheureusement, même avec la plus grande empathie. On ne peut que constater le désastre. Il en va du libre arbitre des patients de vouloir se faire soigner, de s'engager dans un traitement, d'accepter les soins qu'on leur propose. Les structures ne manquent pas, les gens compétents non plus. Mais quitter la spirale infernale de l'alcool ne se fait pas en un claquement de doigts.

Alors, en attendant que quelque chose de très intérieur se passe, qu'une petite lumière ou un grand choc bouscule leur morne quotidien ; oui, en attendant cela parce qu'il faut être patient, le boulot qu'ils n'ont plus, le conjoint qui est parti, la mort insupportable du petit dernier, les secrets terribles de l'enfance qui remontent à la surface, tout ça se dilue sous des litres d'alcool dans des records vertigineux ou ne s'efface qu'un instant dans un brouillard grisant. Mais il faudra bien que cela cesse un jour pour que la vie reprenne.

C'est vrai, ce n'est pas une petite affaire que de vivre avec ses peines.

Dans une société de l'immédiateté où beaucoup de choses s'obtiennent d'un clic, il apparaît que les frustrations, les contrariétés, les imprévus, les douleurs de toutes intensités sont très vite intolérables. Il est de moins en moins facile de prendre de la distance.

Mais devoir gérer l'impondérable, c'est aussi découvrir une force en soi.

Allez donc faire entendre cela à quelqu'un qui a décidé de mourir à petit feu, le cerveau grillé par l'alcool et qui ne dégrise pratiquement jamais.

Ma foi ! il est encore vivant, diraient certains. Il aurait pu se jeter d'un pont ou sous un train depuis longtemps.

Vaut mieux en rire

Dans la catégorie étrange ou saucisson cosmique (c'est une boutade entre nous), voilà une liste non exhaustive de certaines raisons de consulter aux urgences, à toute heure du jour et de la nuit bien sûr.

Ces histoires sont vraies, autrement ce ne serait pas drôle.

6 h 30, dimanche matin.

— J'ai une compétition de karaté à 8 heures. Est-ce que vous pouvez me faire un certificat médical comme quoi je suis apte ?

— Je ne pense pas.

— Et pourquoi ?

— Parce qu'on ne traite pas ce genre d'urgence.

— Vous êtes vraiment un con.

7 heures. Il a 30 ans, il réclame un test de dépistage.

— J'ai eu un rapport à risque et je voudrais savoir si ma copine est contaminée.

— Quel rapport à risque ?

— J'ai mis les doigts et je me suis pas lavé les mains, exprès pour que vous puissiez faire un prélèvement.

8 h 20. Lundi.

— J'ai voulu me lever pour aller au boulot, mais je n'ai pas pu. J'ai tellement mal au dos. Ce n'est pas la première fois. J'ai des crises de temps en temps. Vous avez déjà un dossier ici. (La personne se met à grimacer en se tenant les lombaires.)

— Vous êtes venu comment ?

— On m'a accompagné devant l'hôpital.

— Faux. Vous étiez seul. J'ai même failli vous écraser, juste une rue derrière. Vous étiez drôlement pressé d'arriver pour traverser en dehors du passage piéton. Le feu était au vert pour les voitures. Heureusement j'ai pilé net. Et vous tombez encore sur moi, pas de chance !

J'ouvre en grand la porte de la salle d'examen. Il comprend qu'il peut s'en aller. Mais c'est plus fort que lui, il se tient les lombaires, continue à grimacer et se met d'un coup à boiter… Boiter doit sûrement le rendre plus digne.

9 h 15.

— J'ai un truc au front et ça gratte, j'ai l'impression qu'une bête m'a piquée.

— Oui, madame, c'est une piqûre de moustique.

10 heures.

— J'ai des hémorroïdes depuis trois semaines et mon médecin généraliste qui est en vacances m'a prescrit une *enculoscopie* en urgence.

— Une coloscopie, je suppose.

— Oui, c'est ça, une… comment vous dites ?

— Coloscopie.

— Un truc qu'on vous enfonce dans le cul et qui remonte très haut (elle montre la gorge).

— Pas si haut quand même. De toute façon, ici, aux urgences on n'a pas le matériel et il faut prendre rendez-vous avec le service compétent.

— Un rendez-vous ? Si maintenant il faut se faire enculer sur rendez-vous.

10 h 25.

— On m'a parlé d'un traitement pour l'épilation définitive.

— Pas au courant, madame.

— Mais vous servez à quoi ? Si c'est ça le service public.

11 heures. Au milieu du rush, un homme crie.

— Je veux voir ma mère. Laissez-moi entrer.

— Qu'est-ce qu'elle a votre mère ?

— Elle est vieille. Elle peut mourir à tout moment.

11 h 20.

— Je fais beaucoup de sport, je m'entraîne beaucoup, et ma copine se plaint parce que je passe mon temps devant la glace.

— L'infirmière d'accueil vous a enregistré parce que vous disiez souffrir d'une douleur costale en pensant que c'était cassé.

— Je sais, je sais, mais je voulais parler à un médecin.

— Vous n'avez pas de médecin traitant ?

— Je ne suis jamais malade.

— Vous avez de la chance parce qu'ici il y a des gens qui ont quand même quelque chose de grave et qui se fichent pour l'instant de se regarder dans un miroir. Ce qu'ils veulent c'est guérir, alors je vais faire ce que je peux pour eux. Je vous laisse. Sachez cependant que je suis très content pour votre côte.

12 heures.

— Voilà, je vous explique, normalement chaque année je vais en cure pour mes rhumatismes. C'est la Sécu qui paye. Mais cette année je ne sais pas, il y a des restrictions. Mon médecin m'envoie pour qu'on puisse m'hospitaliser en rhumatologie. L'ennui c'est que le service est plein et les rhumatologues ont dit qu'il fallait que je passe par les urgences.

— Mais vous souffrez de quoi au juste ?

— De ne pas aller en cure, docteur.

12 h 30.

— J'ai mangé trop de bonbons. J'adore les fraises Tagada. Douze paquets d'un coup. Je suis gourmande, ça se voit non ? Quarante ans de gourmandise, je le paye un peu, quatre-vingts kilos.

— Vous vous en sortez pas mal.

— Vous plaisantez ?

— Pas vraiment.

— Dites docteur, j'ai vraiment une grosse nausée.

— Pourquoi vous ne rentreriez pas chez vous pour vomir ?

— Comme je passais par là, je me suis dit que vous auriez sûrement un truc pour que ça aille plus vite…

13 h 10.

— J'ai mis le pied gauche sur un oursin il y a six ans et j'ai toujours mal. Je suis sûr qu'il y a encore une épine. J'aimerais passer une radio. Quelqu'un m'a dit que ces petites épines s'enfoncent, s'enfoncent jusqu'aux os et les problèmes commencent.

13 h 50.

— J'ai mal à l'oreille depuis trois jours. Mon médecin traitant m'a donné des gouttes mais ça ne marche pas.

— Je vous conseille de revoir votre médecin.

— Puisque je vous dis que ce qu'il m'a donné ne marche pas.

— Il a sûrement d'autres solutions. Et au pire, s'il est coincé, il vous enverra chez un ORL. Ici nous n'avons pas d'ORL.

— Au lieu de ne rien faire comme vous le faites en me parlant et en perdant votre temps, vous feriez mieux de m'examiner l'oreille et de donner un autre traitement.

— Je ne crois pas perdre mon temps, monsieur. Vous avez très bien compris. Vous devez revoir votre médecin.

14 h 30. L'infirmière d'accueil m'a appelé parce qu'elle voulait avoir mon avis.

— Oui docteur, j'ai une ordonnance et j'ai besoin qu'elle soit renouvelée. Ça fait déjà dix minutes que j'attends.

— Qui vous l'a prescrite ?

— Mon médecin traitant.

— Et votre médecin est en vacances ?

— Non, je n'ai pas d'argent pour le payer.

À ce moment, son téléphone portable sonne. Un iPhone dernière génération qu'elle s'empresse de décrocher.

— Mademoiselle, la consultation aux urgences n'est pas gratuite.

— Peut-être mais ici on ne fait pas l'avance des frais.

15 h 40.

— Quand j'ai des rapports sexuels, j'ai peur d'avoir un accident de voiture juste après. Ça m'angoisse. Là j'ai pris le bus pour venir vous voir.

— Voulez-vous en parler à un psychiatre ?

— Je ne suis pas folle. Pourquoi ne pas m'interner tant que vous y êtes ?

16 h 35.

— J'ai l'impression qu'avec le plâtre qu'on m'a posé hier, mes doigts ont gonflé.

— Non, ils sont parfaitement normaux.

— Vous êtes sûr ?

— Regardez vous-même, vous n'avez qu'à comparer avec l'autre main.

— Ah oui c'est vrai.

17 heures. L'infirmière d'accueil vient me voir pour me demander si on enregistre un homme d'une cinquantaine d'années, très pressé, qui doit prendre l'avion dans deux heures et dont le problème majeur est d'avoir eu un accident de capote à 11 heures ce matin en sodomisant un jeune homme au statut sérologique inconnu. Il voudrait, pour partir plus serein, avant de sauter dans son avion, avoir une prise de sang et débuter le traitement (trithérapie) que l'on donne aux urgences lorsqu'il y a un risque important de contamination par le VIH.

Il est assez curieux de constater comment l'inquiétude surgit d'un coup et presse tout le monde.

18 h 25.

— Je voudrais voir un médecin. Je sens mauvais des pieds.

19 heures-22 heures. Entracte ou mi-temps.

Il y a des soirs où pendant quelques heures, on n'enregistre presque personne aux urgences. C'est foot à la télé. Youpi ! Les rues sont désertes, les malades sont bien gardés.

22 h 10. Un jeune homme de 20 ans :

— J'ai les lèvres gercées, vous n'avez pas une pommade ?

23 heures.

— C'est insupportable, j'ai des ampoules au pied.

Minuit. Un homme de 25 ans.

— Je n'arrive pas à dormir.

1 heure.

— Cet après-midi j'étais à la Fnac, je cherchais un DVD quand j'ai vu qu'il y avait sur l'emballage une tache rouge séchée que j'ai malheureusement touchée. Vous pensez que j'ai pu attraper le sida, ça me tracasse.

2 heures.

— J'ai très mal au dos, docteur, vous ne pourriez pas me masser ?

3 heures.

— Je me sens pas bien, je crois que j'ai un peu trop bu.

4 heures.

— Je sors de boîte. J'ai un rendez-vous demain en dermatologie, mais je crois que je ne serai pas à l'heure. Est-ce qu'un médecin peut m'examiner, comme ça, c'est fait ? J'ai vu qu'il n'y avait personne dans la salle d'attente.

4 h 30.
— J'arrive pas à dormir.

5 heures.
— J'ai un coup de soleil sur la jambe et quand j'appuie ça fait mal.

Voilà, ce n'est qu'un bref aperçu. On en rigole, mais à vivre ce n'est pas toujours drôle ...

Toutes ces demandes sont-elles le reflet d'une société de plus en plus craintive, dépendante, assistée ?

Une chose est sûre, nous avons un système médical plutôt remarquable. Essayons de le protéger ...

L'âge de bière

Elle a 87 ans. Elle est adressée par son médecin pour altération de l'état général. C'est ce que dit le courrier, et c'est un grand classique aux urgences, une sorte de fourre-tout commode pour dire qu'il y a quelque chose qui ne va pas, mais quoi ?

Je dois revoir la patiente avec l'interne. C'est elle qui l'a examinée en premier. Elle me l'a présentée comme une dame qui avait toute sa tête mais qui se plaignait de multiples douleurs et ne tenait plus debout.

Devant le tableau clinique assez alarmant ou alarmiste et les lourds antécédents de la patiente (cancer de l'estomac, pancréatite, infections pulmonaires), l'interne a fait un large bilan pour éliminer les pathologies les plus fréquentes chez cette personne âgée.

La dame est recroquevillée sur le brancard, très maigre, inexpressive, ailleurs, mais dès qu'on lui parle, son corps recommence à bouger. Elle est bien orientée dans le temps et l'espace, n'a pas de perte de mémoire.

Je lui propose assez vite de se lever. Elle refuse, elle a peur de tomber. Elle ne tiendra pas, elle n'a plus de force pour rien. « Je n'en peux plus », répète-t-elle.

J'insiste, je l'aide, lui fais faire trois pas. Elle n'est pas à l'aise, pense tomber à tout moment. L'examen clinique est normal, les résultats des analyses aussi.

— Le moral ?

— J'ai mal partout, comment voulez-vous que ça aille ?

— Aïe !

— Vous savez, avec une fille schizophrène abusée par son père, ce n'est pas facile.

— Quel âge a votre fille ?

— 66 ans. Elle a été mariée deux fois et elle a eu une fille. C'est malheureux de le dire, mais ma petite-fille est aussi dingue qu'elle.

Elle se met à pleurer.

— Non, je n'en peux plus.

— Vous vivez seule ?

— Ce n'est pas la solitude qui me pèse. Je ne m'ennuie pas, je suis d'une nature plutôt sauvage. Mais quand vous avez une fille malade, à l'autre bout de la France, qui vous appelle dix fois par jour pour vous raconter ses misères ou ses petits tracas, est-ce que vous croyez qu'à mon âge je peux encore supporter ça ? La semaine dernière, elle m'a téléphoné à trois heures du matin pour m'annoncer qu'elle venait de tuer le chat. Trois heures du matin, ce n'est plus de mon âge. Elle était en larmes et ne comprenait pas ce qu'il lui avait pris. Maman, maman, criait-elle au téléphone, pourquoi j'ai tué le chat ? Qu'est-ce que je peux lui répondre et qu'est-ce que je peux faire, moi ? Dernièrement elle m'a demandé mille euros. Elle s'est fait refaire des dents neuves. Elle en a eu pour six mille euros en tout. Ce n'est pas avec ma petite retraite que je peux l'aider. Qu'est-ce qu'elle croit ? Si au moins elle avait un peu de considération pour moi. L'année dernière, avec son ami, ils m'ont invitée le jour de Noël, et le soir au lieu de me garder à coucher, ils m'ont mise à la porte. Je n'aurais jamais cru ça de ma fille. J'ai dû prendre un train pour rentrer chez moi. Six cents kilomètres. J'ai été bien bête d'accepter l'invitation. Tout ça parce que ma fille m'a accusée d'être responsable de n'avoir rien vu quand son père l'a violée à l'âge de 19 ans. Le jour de Noël, m'accuser de ça. Je lui ai rappelé que lorsqu'elle m'en avait parlé, je suis tout de suite allée à la police. Mais la police m'a dit : vous savez, il faut des preuves. Est-ce que vous avez vu quelque chose ? Si j'avais vu quelque chose je l'aurais peut-être tué, ce salaud, cette ordure. À l'époque, on se taisait, on ne divorçait pas non plus. Je me suis mariée à 17 ans. Lui, finalement il n'a jamais été embêté de rien et il est toujours vivant, il vit sa vie comme si de rien n'était. Il nous battait toutes les deux. Ça, elle n'a pas pu l'oublier. Et je suis restée encore trente ans avec lui. J'ai été courageuse vous savez, vraiment courageuse mais aujourd'hui je n'en peux plus.

— Qu'est-ce qu'il vous faudrait pour que ça aille mieux ?

— Que je parte, que ça finisse, j'ai fait ma vie, stop. J'ai l'âge.

— Quel âge ?

— L'âge de mourir. L'âge de bière (elle ébauche un petit sourire).

— Et votre petite-fille ?

— Elle a 30 ans. Tant que je lui donnais de l'argent pour les fêtes, les anniversaires, elle me téléphonait et maintenant que je ne lui en donne plus, je n'ai plus de nouvelles. Je suis malheureuse, si vous saviez.

— Qui vous fait vos courses ?

— Une dame très gentille. Elle a mon âge divisé par deux.

— Âge de bière divisé par deux.

— Vous plaisantez docteur, mais heureusement qu'elle est là. Sauf que des fois, ça ne suffit pas. Avec tout ce que j'ai dans la tête, ma fille qui ne va pas bien, je n'arrive plus à dormir, je suis épuisée. Il y a trois ans, j'ai dit au docteur que j'allais me tuer si on ne faisait pas quelque chose. Il m'a d'abord envoyée en psychiatrie pendant un mois pour dépression. Ce n'était pas de la dépression, je voulais seulement être un peu tranquille. On a le droit d'être un peu tranquille à mon âge. J'ai beaucoup maigri en psychiatrie, je n'arrivais pas à manger leur nourriture. Avec mon cancer de l'estomac, il vaut mieux manger du mou ou du mixé. Par contre ensuite, la maison de repos, ça m'a fait beaucoup de bien. J'aimerais y retourner docteur. Je serais tranquille un moment. Plus de téléphone, plus rien.

Elle est sur son lit comme ressuscitée, appuyée sur ses coudes, beaucoup plus tonique. Elle bouge aisément, son visage s'est éclairé d'une lumière d'espoir. Nous l'avons juste écoutée.

Avec l'interne, nous sommes touchés par son témoignage. Elle nous a paru aussi sincère qu'en détresse. C'est le condensé d'une vie dans l'intimité d'un box aux urgences. Tout va très vite, parce que les repères sont changés, que beaucoup sont au bout de leur fragilité et que nous sommes juste des étrangers à qui on peut tout dire.

C'est ainsi que des montagnes de symptômes cachent parfois d'autres montagnes plus lourdes.

Pour cette dame, on trouvera assez facilement une place dans le service adapté. Elle en sera très reconnaissante.

Le coup de foudre, le vrai

Qui croirait qu'on peut être touché par la foudre sur un parking à ciel ouvert, dans un village à quatre cents mètres d'altitude, un joli village avec son église, son clocher, son paratonnerre ?

Ce jour-là, c'est loin d'être un coup de grâce divine pour cette jeune femme de 30 ans, professeur des écoles qui, en voyant la pluie faire rage et le tonnerre gronder méchamment, regagne sa voiture au lieu d'aller faire ses courses.

C'est debout, alors qu'elle est sur le point d'entrer dans son véhicule qu'elle reçoit la foudre du ciel. Un coup de foudre direct.

Dans son malheur, une chose la sauve de la mort : le fait de tenir la portière.

Elle serait probablement décédée si quelques secondes auparavant elle n'avait pas eu le temps d'entrouvrir la porte de son véhicule.

Le paratonnerre n'a peut-être pas eu d'effet protecteur, mais la voiture, elle, a fait partiellement office de cage de Faraday, agissant comme un isolant grâce aux pneus qui protègent du sol.

Il est midi quand la foudre tombe au sommet de son crâne, brûle en profondeur une partie de sa chevelure ainsi qu'une large surface circulaire de peau devenue grise, carbonisée en son centre, déserte, boursouflée, insensible. Les épingles dans ses cheveux ont fondu et ont aussi aidé à la conduction du courant électrique.

Le voltage du coup de foudre est si énorme qu'une grande partie est forcément dérivée en périphérie de son corps comme un arc électrique qui brûle le haut de son chemisier et la peau sous-jacente. Une brûlure du second degré.

Lorsque nous arrivons, la jeune femme est hagarde, désorientée, confuse, les mots sont en désordre, elle a du mal à articuler. Elle ne se souvient de rien et se plaint de cette forte douleur au creux de sa main marquée comme au fer rouge avec une lésion déjà nécrosante.

En effet, le courant est entré par le sommet du crâne et a suivi les nerfs et les vaisseaux de son bras gauche en trouvant une seule issue : la paume du même côté.

Il y a une forte odeur de roussi.

Elle aurait pu mourir d'un arrêt cardiaque ou d'une apnée prolongée. Ses muscles respiratoires n'ont pas été sidérés. Elle n'est pas non plus paralysée. Cependant, comment va-t-elle s'en sortir ?

Des lésions plus profondes, très internes peuvent apparaître à distance.

Seul le temps permet de dire si l'évolution sera favorable. Il y a parfois des séquelles cutanées, rénales, oculaires, auditives, et d'autres plus graves : des séquelles neurologiques irréversibles, psychologiques aussi.

Je ne saurai pas ce qu'elle est devenue parce que parfois, alors qu'on en avait l'intention, on met de côté ou on oublie de téléphoner dans le service où on a accompagné les patients particulièrement critiques. C'est sûr, il y a d'autres choses à faire entre-temps, d'autres patients à voir. Il y a aussi la vie, couper, s'extraire, faire le vide, lâcher. Alors on abandonne parce que c'est beaucoup d'énergie que de prendre encore son téléphone, de revenir en arrière, de se souvenir de noms, de passer du temps à joindre les bonnes personnes, de se replonger dans des histoires dont finalement on accepte de ne prendre que des éclats.

Je resterai avec l'image d'une jeune femme ahurie mais vivante, assise dans une ambulance des pompiers, à l'abri de la pluie, de l'orage, et qui aimerait bien comprendre ce qui vient de se passer, ce qui va se passer.

Taxi rouge

Ils en pensent quoi les pompiers quand on les appelle pour ça ?

Elle est enceinte, et elle attend debout, dehors, avec sa valise, en bas de l'immeuble. C'est le début de la soirée.

— Vous avez des contractions, madame ?

— Oui, toutes les quinze minutes.

— Vous avez perdu la poche des eaux ?

— Non.

— C'est votre premier ?

— Oui.

— Ça va, on a le temps. Et votre mari ?

— Il est là-haut, il regarde la télé.

— Ah !

La télévision, ça passionne plus de gens qu'on ne pense.

3 heures du matin. Il a 55 ans.

— J'ai mal au pied depuis trois jours. Ça ne passe pas. Je me suis dit que c'était le moment d'appeler.

— Quel pied ?

— Droit.

— Où ça ?

— Là-dessous, quelque part (il montre vaguement la plante de son pied).

— Vous pensez que vous pouvez marcher ?

— Oui, bien sûr.

Pourquoi ne pas prendre son pied à déranger les pompiers, à 3 heures du mat, au cas où ils n'auraient rien d'autre à faire de plus urgent ?

Il travaille au rayon poissonnerie d'un hypermarché.

— Je viens de me rentrer une épine d'oursin.

— Où ça ? Faites voir.

— Dans le pouce.

— Je ne vois rien.

— On me l'a retirée mais ça pique encore.

Aïe ! Aïe ! Aïe ! Allô, maman, bobo, 18.

Durant un match de foot, un joueur se blesse. Il boitille. La cheville est légèrement enflée sur la malléole externe. Il pense à une entorse et attend sur la touche. Le match continue. On lui a mis la bombe magique, le spray glacé sur la cheville. Les pompiers arrivent.

— Mettez-vous sur la chaise.

— Non, c'est pas la peine.

— C'est mieux de ne pas marcher si vous avez mal. (Il accepte finalement de s'asseoir dans la chaise.)

— Tout ce cinéma.

— Alors, pourquoi vous avez appelé ?

— Ce sont mes amis, dans les tribunes.

— Ils ne pouvaient pas vous emmener en voiture à l'hôpital ou chez votre médecin ?

— Ils ont eu peur que ce soit grave, qu'ils déplacent une fracture.

À quand la médecine d'urgence pour les Nuls ?

Elle a 45 ans. Elle a une radiographie de l'épaule à passer. Qu'a-t-elle raconté au CTA (centre de traitement des appels) pour qu'une ambulance vienne chez elle ? Pour le savoir, il faudrait écouter les bandes enregistrées ; en tout cas les pompiers sont là.

— Madame, pour aller à l'hôpital et faire une radio de l'épaule, vous pouviez peut-être prendre le bus ?

— Moi, je n'ai pas d'argent. Les pompiers, c'est gratuit.

C'est le fils qui a appelé pour sa mère. Il ne vit pas dans le département. Sa mère, en lui donnant des nouvelles, s'est plainte d'avoir mal au ventre. Sur place, les pompiers font leur bilan et transportent la patiente d'une cinquantaine d'années à l'hôpital. Au moment de sortir le brancard de l'ambulance et de rentrer dans les urgences, la dame demande :

— Comment ça se passe ? Vous m'attendez ? C'est vous qui me ramenez à la maison ?

L'homme marche sur la Promenade, le long de la mer. Il est 2 heures du matin. Il appelle les secours de son portable. Il ne peut plus avancer. Quand les pompiers examineront ses pieds, ils découvriront des ampoules.

— Les ampoules, ça fait mal. Vous êtes payés pour ça, non ?

À côté de certains abus, il y a l'excès inverse.

Il est 7 h 15 du matin. Notre équipe médicale est déclenchée pour se rendre au chevet d'une dame de 60 ans qui a fait un malaise. C'est à trois quarts d'heure de route de notre base, dans un hameau dont je n'ai jamais entendu le nom. C'est l'hiver et il a beaucoup neigé ces derniers jours. La route est dangereuse. C'est une route de montagne.

Sur place, il faut encore marcher. Vingt minutes sur un chemin pentu, enneigé, glacé par endroits. Nous n'avons que nos bottes. La petite maison est vraiment isolée de tout. C'est un monsieur qui nous reçoit, l'ami. La pièce est sombre. Quelques braises de la nuit rougeoient encore dans la cheminée. La dame est sur le canapé du salon, allongée de tout son long. Elle est morte et bien morte.

— Depuis combien de temps, elle est comme ça ?

— Minuit.

— Mais… vraiment comme ça ou…

— Comme ça, oui.

— Vous ne vous êtes pas rendu compte qu'elle ne respirait plus ?

— Il était tard, je ne voulais pas déranger.

Tentatives de suicide

Elle a une quarantaine d'années. Elle ne répond plus au téléphone depuis deux jours. Ses amis s'inquiètent. Les pompiers font une ouverture de porte avec la police. La dame est dans sa baignoire. Une baignoire dont il ne reste au fond qu'une lame d'eau. Elle semble morte, d'une blancheur cadavérique, les yeux vides, la tête penchée en avant. Aucune respiration, pas de pouls, pas de réaction. Ses poignets ont été tailladés. Des croûtes se sont formées. Quelques filets de sang colorent l'eau et les parois blanches de la baignoire. On décide de la sortir, de l'allonger sur le lit pour commencer une réanimation. On mettra un plan dur sous son dos, tant pis, il n'y a pas assez de place par terre pour travailler même en poussant le lit. Tout est étroit dans cet appartement.

La dame est extrêmement lourde. Au moins cent trente kilos. Rien de moins facile que d'extirper un poids mort d'une baignoire dans une salle de bains étriquée. Il faut s'y reprendre à plusieurs fois pour la sortir. Elle glisse, en plus. Des lambeaux de peau fripés se détachent, s'accrochent aux gants des pompiers. Elle pèle. Son corps a mariné probablement pendant des heures, voire plus de vingt-quatre heures. Le magazine télé, posé sur la table de la cuisine, est resté ouvert sur les programmes de l'avant-veille.

Une fois sur le lit, sa tête fait un arc, se courbe en arrière, sa bouche s'ouvre comme un poisson hors de l'eau qui chercherait son air. C'est un *gasp*, une respiration réflexe sans aucune conscience.

Les doigts sur une des carotides, un des pompiers semble maintenant percevoir un pouls, mais il n'est pas sûr. Un pouls faible d'une lenteur extrême. Est-ce possible ?

Lorsque nous arrivons, notre scope affiche une fréquence cardiaque de 9. Son cœur bat neuf fois par minute, presque une fois toutes les sept secondes. C'est tellement lent qu'on peut se faire piéger, croire que son cœur ne bat pas si on laisse ses doigts posés sur sa carotide moins de sept secondes.

Il y a des boîtes vides de médicaments un peu partout. Ce sont surtout des somnifères.

Sa température corporelle est de vingt-huit degrés.

Elle aura bien essayé de mourir mais comme on dit : ce n'est pas son heure. L'hypothermie extrême due à ce bain prolongé, la prise de somnifères en quantité considérable ont toutes deux contribué à mettre son cerveau au ralenti et à le protéger. C'est une sorte d'hibernation. Par ailleurs, la phlébotomie n'étant pas assez profonde pour qu'elle se vide de son sang, c'est *a priori* un coup raté.

Nous effectuerons les soins nécessaires, le séchage, l'emballage, l'oxygénation, les perfusions.

Encore une fois se posera la question de l'évacuation de la patiente. Il n'y a pas d'ascenseur et la cage d'escalier est trop étroite pour pouvoir tourner. Il faut la grande échelle même si elle n'habite qu'au premier étage.

Un petit incident technique rendra l'intervention épique, une fois de plus, sans gravité pour la patiente. L'échelle restera bloquée un quart d'heure, en plein soleil, de quoi réchauffer lentement cette dame qui, à son réveil, le lendemain, manifestera son mécontentement de ne pas être morte.

C'est effectivement un choix que de vouloir mourir, mais que faire ?

Il y a parfois des gens qui nous insultent de les avoir dérangés dans leur entreprise, d'autres qui récidivent le lendemain et d'autres qui s'en sortent. Alors pour ceux-là, ceux qui ont vécu de près la mort et qui ont mesuré à quel point ils avaient envie de vivre, nous sommes là pour que les tentatives demeurent des tentatives.

Le Doc fait son cours

En tant que médecins pompiers, une de nos missions est de donner parfois des cours assez généralistes aux pompiers avec des rappels sur les pathologies le plus fréquemment rencontrées et les conduites à tenir. Cela se fait en caserne, dans le cadre de la garde.

C'est toujours un petit défi de tenir son auditoire avant le repas, après le sport, les manœuvres, les interventions, la nuit qui a peut-être été courte.

Rester concret, interactif, avec un support visuel même minime, c'est s'assurer d'un moment aussi pratique que didactique et surtout convivial pour tous.

Cela n'empêche pas les bâilleurs, les chahuteurs, les téléphones qui vibrent ou sonnent.

Je comprends. Écouter bien sagement les monologues d'un médecin peut faire peur. Le pompier est plutôt habitué à l'action. S'asseoir sur une chaise, c'est prendre le risque de s'endormir.

Je me souviens de cours soporifiques à la fac, donnés par d'illustres professeurs, où je dormais trois heures en toute innocence, les bras posés sur le bureau, la tête bien enfouie. Je me réveillais en pleine forme en me disant tant pis pour l'allogreffe des cellules souches hématopoïétiques ou la reproduction en milieu sylvestre des femelles anophèles vecteurs du paludisme. J'aurais tout à rattraper.

Au milieu d'un cours, les anecdotes et les histoires de chasse ont toujours leur succès. Le public adore. Ça permet une relance, avec un petit piment de sensationnel ou d'extraordinaire. C'est aussi ce qu'on attend de ce métier. Vivre des situations toujours différentes, exceptionnelles si possible.

Donner un cours, pour moi, c'est aussi sérieux qu'amusant. C'est certes une responsabilité, mais c'est aussi créer un lien, un échange, se mettre en scène, s'exposer, chercher des regards pendant qu'on parle, balayer la salle, jauger son public, se demander si tout est compris. C'est une forme de théâtre où l'on connaît un peu les spectateurs puisqu'on travaille avec eux, depuis des années pour certains.

Pourtant, quand je vois toutes ces têtes devant moi, je me dis : qu'on ne me demande pas leur prénom. Je serais bien incapable d'en connaître le quart. À ce sujet, sait-on aussi le mien ? Je m'aperçois qu'il est bien commode d'être étiqueté Doc.

Comment pourrais-je leur en vouloir ? Le respect est ailleurs, dans l'accueil, dans les poignées de main chaleureuses, les bonjours enthousiastes, les sourires, l'envie évidente de se retrouver ensemble sur les interventions, la confiance que l'on a les uns envers les autres.

C'est valable bien sûr dans tout autre lieu de travail.

À quoi ça sert ?

Il a vu SOS Médecins la veille. Il toussait et il avait mal à droite quand il respirait, dans l'épaule et dans le dos. La nuit d'avant il a eu de la température. On lui a prescrit un antibiotique.

Il arrive le matin aux urgences avec son ami. C'est d'abord l'interne qui le voit. La douleur s'est aggravée. Il tousse peu mais dès qu'il tousse c'est pire, dit-il. Il a peu de température. La radio pulmonaire montre une petite lésion du sommet droit devant laquelle on évoque d'emblée une pneumopathie. Il a 30 ans, il est HIV négatif, sans aucun antécédent. Il est en très bonne forme physique habituellement.

L'interne me présente son cas vers 11 heures du matin avec tous ses examens. Quand je rentre dans le box, je vois un jeune homme aux traits fins, souriant, très poli, d'emblée sympathique malgré sa douleur.

À cet instant, qui pourrait penser qu'il va mourir dans quelques heures ?

Ce qui me gêne, c'est la radio pulmonaire. La localisation de l'infection au sommet du poumon n'est pas classique. J'appelle le service de radiologie pour avoir un scanner thoracique.

Pour obtenir ce genre d'examen il faut argumenter auprès du radiologue, c'est lui qui décide. Je lui dis que je trouve ça curieux et qu'un scanner nous aiderait peut-être à y voir plus clair. On me répond assez sèchement que ce n'est pas nécessaire, il n'y a aucune indication, c'est une infection pulmonaire banale, point final.

Je me convaincs, enfin j'essaye, je n'ai pas d'autre choix. Alors je choisis d'être tiraillé. Un éclair de colère me traverse. Je l'étouffe aussitôt. Ce n'est pas la radiologue, dans sa toute-puissance, qui va décider de l'hospitalisation ou non du patient.

Finalement je me dis qu'elle a vu les radios comme moi et que c'est elle l'experte.

Avant de faire sortir le patient, on ajuste l'antibiothérapie avec l'interne et on renouvelle le traitement antalgique mis en place aux urgences, traitement qui l'a bien soulagé. On lui recommande aussi de ne pas hésiter à revenir s'il y avait le moindre problème.

La journée passe.

Le soir, cinq minutes avant que je ne quitte le service, j'aperçois à l'accueil, juste à l'entrée des urgences, l'ami du patient qui paraît soulagé de me voir. Nous sommes revenus, me dit-il.

À cet instant je me rends compte que je suis passé à côté du patient sans le reconnaître. Il est gris, son visage a changé, il manque d'oxygène. L'auscultation pulmonaire est totalement différente. Au lieu d'entendre l'air, j'entends des crépitements partout. L'infection s'est étendue aux deux poumons. Je confie le patient à la collègue de garde en qui j'ai toute confiance et lui explique le tableau clinique : il s'est aggravé en quelques heures seulement.

Quand j'appelle le lendemain soir aux urgences, je suis chez des amis, on me dit qu'il a été transféré la veille vers 23 heures dans le service de réanimation pneumologique et qu'il est mort là-bas à 3 heures du matin.

Je n'en reviens pas. Si vite. J'en parle autour de moi, je cherche à comprendre, à me rassurer. Je me demande ce qui s'est exactement passé. Est-ce que j'aurais dû ou pu faire quelque chose que j'ai peut-être manqué ? Suis-je responsable parce que je l'ai fait sortir ? Qu'aurait-il fallu que je fasse en attendant si je l'avais gardé ? Je m'interroge, je repasse tout en revue : la clinique, la biologie. Je cherche une faute. Et puis je vois surtout le visage du jeune homme, tranquille, confiant, rassuré. Et celui de son ami. J'imagine dans quel état il doit être. L'abattement, l'incompréhension. Je m'entends dire encore : c'est une simple infection pulmonaire. Les mots de la radiologue ne cessent de faire écho. Une infection pulmonaire banale, tu parles…

Mes amis m'écoutent. Ils ne savent quoi répondre. Ils sont aussi désolés que moi.

Il faut que j'appelle le pneumologue. Je dois savoir… Mais il n'est pas de garde. J'attendrai le lendemain après une nuit hachée, pleine de questions.

J'ai besoin que quelqu'un de la profession m'entende, me dise ce qu'il aurait fait à ma place. Mais j'ai aussi besoin de dire ma peine, mon incompréhension, ma désolation. Je ne pense pas à la famille, je ne la connais pas. Je pense à l'ami qui l'a accompagné. C'est le seul témoin. Il attend sûrement des explications de ma part, c'est ce que je suppose.

Plus je me mets à sa place, plus je me sens mal, comme s'il fallait que je me fasse pardonner. Je dois vraiment me sentir fautif. Et ça tourne ainsi en boucle toute la nuit.

Au réveil, j'ai l'impression d'être dépossédé. Je me sens épuisé, dérouté, prisonnier de mes propres angoisses. Il faut que je fasse le point, que j'arrête un instant de penser que j'ai mal fait, que j'ai mal évalué les risques, que je suis responsable de la mort d'un jeune, d'un innocent emporté trop rapidement.

Je crois que le métier de médecin urgentiste est aussi un métier de passeur. Nous prenons une victime en charge et nous l'emmenons dans le service le plus approprié. Souvent, même si le patient est dans un état critique, nous sommes quand même moins confrontés aux décès que ne le sont les services de réanimation. Beaucoup de gros polytraumatisés de la route ont des destins qui se terminent quelques heures après leur arrivée en réa.

En ce qui concerne les infections foudroyantes, malheureusement, je sais que ça arrive. Plusieurs collègues ont déjà été confrontés à des méningites fulminantes chez des enfants qui sont morts en quelques heures malgré les antibiotiques. J'ai été épargné pour l'instant.

Quand j'ai le réanimateur au bout du fil, je comprends que ce qui s'est passé est rarissime. C'est le deuxième cas dans sa vie où il n'a rien pu faire. Il a trente ans d'expérience. La première fois c'était pour une jeune fille avec les mêmes symptômes et le même germe, une bactérie inattendue dans les poumons, du pyocyanique.

Ce sont des litres de liquides qu'il a aspirés dans la sonde d'intubation, comme si ses poumons s'autodétruisaient instantanément. En effet, en moins d'une heure tout est nécrosé, détruit. Il n'y a plus de poumons. Il n'a rien pu faire.

Oui, mais qu'est-ce qu'on aurait dû faire plus tôt, la première fois ?

« À mon niveau, rien », me dit-il.

L'intuber plus vite, sans doute, la deuxième fois, mettre à l'aveugle le bon antibiotique, avoir de la chance. Et est-ce que cela aurait suffi ?

Il me raconte qu'il a passé le reste de la nuit à appeler la famille, à expliquer ce qui s'est passé, le drame, la fulgurance, l'horreur.

Je me sens plus léger d'une chose : d'un point de vue médical, c'était assez impensable, imprévisible. D'un point de vue émotionnel, j'ai toujours envie de partager mon désarroi. Je crois que c'est important. Je serais à la place de l'ami, j'attendrais la même chose. J'en fais une question de respect, d'humanité.

J'appelle d'abord l'interne qui n'est pas au courant. Il hurle au téléphone : « Ce n'est pas possible, on n'a pas le droit de mourir de ça à notre époque. Il y a des antibiotiques, merde ! C'est injuste. On aurait dû le garder. »

Il est très affecté et me rend responsable. Je lui explique le coup de fil avec le réanimateur. Il se calme. Je le laisse, il peut m'appeler s'il le veut.

Je m'arrange pour trouver le nom de l'ami, lui laisse un message sur son répondeur, lui explique ce que je sais. Pas de réponse.

Par un concours de circonstances, j'apprends la date des funérailles du jeune homme et l'endroit. J'hésite longtemps, puis le matin même, c'est plus fort que moi, je me rends à l'église. Le corbillard est dehors. Je n'ose pas entrer. Je ne me sens pas à ma place. Je ne voudrais pas passer pour un voyeur. Alors je reste en bas des marches et j'attends. Trois SDF sont affalés, ivres morts dans une crasse inénarrable. Une boîte de camembert est ouverte. C'est le gueuleton d'une nuée de pigeons qui se battent pour un bout de fromage. Je les regarde et je me demande encore ce que je fais là.

Les portes de l'église s'ouvrent. Le cercueil descend, soutenu par quatre jeunes en noir. Mes mâchoires se serrent. J'essaye de me retenir. Dire qu'il est là-dedans. Oui c'est vraiment injuste. À quoi ça sert ? Toute la famille et les amis suivent. Je reste en retrait, très en retrait. La portière du corbillard est ouverte. On y glisse le cercueil par l'arrière.

Au bout d'un moment la voiture démarre.

Je me sens vide. Je m'éloigne, marche dans la rue, les yeux baissés. Mille questions tournent encore dans ma tête. J'aurais dû m'avancer, aller leur parler, me présenter, leur dire ma peine. Qu'est-ce qu'ils en auraient eu à foutre ? Non, c'est con de dire ça. J'aurais chialé. Bon et alors, ça m'aurait fait du bien aussi.

La blouse blanche n'est certainement pas une armure. La médecine ne doit pas nous couper du flot de nos émotions, après coup.

On gère souvent nos drames un peu seul. Moi, j'ai géré cette histoire comme je l'ai ressenti. Je suis allé au bout de ce que je croyais pouvoir faire. Je suis venu là pour rendre hommage, même si je suis resté muet face à la foule.

Je m'en retourne et marche dans la rue avec une petite amertume, l'impression d'un raté.

Une chose incroyable se passe le lendemain de la cérémonie à l'église.

Au hasard de la rue, en plein après-midi, dans la ville, je reconnais l'ami malgré des lunettes noires. Il marche avec d'autres amis.

Sans hésiter cette fois, je m'avance vers lui, l'interpelle et me présente. Il me reconnaît. Le reste du groupe s'écarte.

Nous restons pendant plus d'un quart d'heure, l'un en face de l'autre. Il m'écoute, je l'écoute. Il me retrace son histoire, je lui retrace la mienne. Par moments j'ai l'impression de me justifier, de lui dire que je n'y suis pour rien. Je me suis senti tellement fautif quand j'ai appris sa mort, irrité de ne pas savoir ce qui s'était passé, impatient qu'on m'explique.

Il me dit que lui aussi, il s'est senti fautif. On se sent toujours coupable de ne pas en avoir fait assez sur le moment. J'apprends comment les choses ont évolué lorsqu'ils sont retournés à la maison après avoir quitté les urgences, qu'est-ce qui s'est passé dans la nuit en réanimation.

Il est aussi ému que moi et me remercie d'être allé vers lui. Il ne pouvait pas répondre aux messages sur son portable, il était submergé.

Nous nous serrons la main et c'est une petite accolade qui conclut notre rencontre.

Il s'en va de son côté, je m'en vais du mien.

Pour moi, cet instant est une bénédiction. Je me sens soulagé d'une attente. J'avais besoin de ce lien pour continuer sereinement dans ma vie. Merci, merci…

Il y a des histoires qui font plus mal que d'autres, surtout quand on est en première ligne. Celle-ci en fait partie.

Alors à quoi ça sert tout ça ? La mort d'un jeune, à rien, bien sûr.

Je me rends compte que je n'aurais sûrement pas vécu cette histoire d'une manière aussi coupable si j'avais pu obtenir ce scanner. Car en admettant que le scanner décrive les mêmes lésions qu'à la radio, je me serais senti totalement libre pour faire sortir le patient.

C'est parce que je suis resté avec ce doute insidieux, que tout s'est enclenché.

En effet, si le scanner avait montré des lésions plus étendues qu'à la radio classique, j'aurais demandé une hospitalisation.

Peut-être qu'un jour j'en parlerai à la radiologue. Elle ne doit sûrement pas s'en souvenir. Moi je ne peux pas oublier.

Rions-en

C'est une histoire belge, l'histoire d'un pêcheur bruxellois en vacances au bord de la Méditerranée qui aurait bien voulu récupérer sans problème son poisson au bout de l'hameçon.

Malheureusement, en décrochant l'animal, il s'est ferré le bout du doigt.

Tout ça a l'air banal, sauf que notre matelot du bord de mer, chaussettes et sandalettes, short et casquette, tee-shirt petit mousse avec un embonpoint certain, ne s'est pas contenté d'arriver aux urgences avec sa ferraille dans la main, l'ardillon bien enfoncé dans la chair, mais a débarqué avec la canne à pêche au bout de l'hameçon.

Imaginez un instant le tableau… Un Belge un peu ahuri, qui ne lâche plus sa canne à pêche encombrante au milieu de la cohue des brancards, des pompiers, des malades, et dont tout le monde se moque un peu en passant.

Le plus incroyable c'est qu'il a traversé la ville à pied, une fois.

Certes, on peut y voir un manque d'esprit pratique mais aussi une volonté de ne pas déranger. En cela c'est très respectable. Car beaucoup de Français ont tendance à abuser en appelant les secours pour un oui ou pour un non, une petite érosion cutanée, un hématome sur le bras pas plus gros qu'une pièce de vingt centimes. Aïe bobo maman !

— Je suis sûre que j'ai un fil qui pend entre les fesses.
— Comment ça ?
— J'ai été opérée il y a quatre ans pour des hémorroïdes, ils ont peut-être laissé un fil, je ne sais pas moi.
— C'est impossible, madame, un fil, quatre ans, non, impossible.
— Oui mais je vous dis que j'ai un fil qui pend.
— Bon, on va vous examiner puisque vous insistez.
En effet, en tirant sur ce qui semble être un fil, on ramènera une feuille de salade.

À l'accueil des urgences. Une dame de 50 ans.
— J'écris des romans fictions et j'aimerais vous poser quelques questions.
— Allez-y.
— Quand vous avez quelqu'un qui avale du curare, vous faites quoi ?
— Si ce n'est pas injecté, pas grand-chose.
— Je pensais que ça tuait quand même.
— Regardez les Indiens dans la forêt qui tiraient avec des flèches empoisonnées. Le but, c'était quand même de manger ce qu'ils avaient chassé.
— Oui mais des Indiens, il y en a plus beaucoup.
— C'est vrai, mais ils sont sûrement morts d'autre chose. Ce n'est pas d'avoir mangé du singe tombé de l'arbre.
— Et si c'est un extraterrestre ?
— Pardon ?
— Oui, si un extraterrestre vient aux urgences, qu'est-ce que vous faites ?
— Vous savez, je n'en vois pas tous les jours.
— Oui, mais bon, admettons.

— Pour être franc, je crois que je ne saurais sûrement pas le soigner.

— Ah, ça m'embête.

— Je comprends, c'est pour votre roman… Regardez quand même sur Internet, il y a peut-être des gens qui ont déjà vu des extraterrestres dans d'autres services d'urgence.

Autrefois

Il n'y a pas si longtemps, pour une IMV (intoxication médicamenteuse volontaire), suicide aux médicaments, on aurait pratiqué un lavage gastrique.

« Allez, avalez le tuyau s'il vous plaît. Un petit effort, avalez. De toute façon on ne peut pas faire autrement, allez, avalez, c'est comme un gros spaghetti. »

Gros spaghetti ? J'aurais plutôt dit tuyau à gaz.

Imaginez… Vous êtes déprimé, rien ne va plus, le monde est noir, sans espoir. Vous avalez une boîte de médicaments, plutôt des psychotropes : somnifères, antidépresseurs, etc. De toute façon tout est bon pour en finir ou arrêter un instant la machine infernale qui tourne en rengaine depuis des semaines dans votre tête et ne vous lâche pas une seconde, même la nuit, surtout la nuit.

On vous retrouve à moitié endormi chez vous parce que quelqu'un s'est inquiété, on vous emmène aux urgences. Vous ne pouvez même pas résister, les médicaments vous abrutissent, la notion de temps vous échappe, vous savez à peine où vous êtes.

C'est groggy que vous sentez qu'on vous secoue, qu'une tape un peu rude s'est abattue sur une joue, puis sur l'autre, qu'on vous crie dans les oreilles votre nom. Votre nom dont vous vous fichez. Qu'est-ce qu'un nom lorsqu'on veut partir ? Qu'on ne me retienne pas, surtout.

Maintenant on vous fait mal derrière les mâchoires, c'est une manœuvre savante pour vous arracher une grimace, pour apprécier votre degré de vigilance. Et si ça ne suffit pas, vous sentirez peut-être un ongle se planter très fort dans un de vos ongles ou un poing s'enfoncer et vous labourer le sternum. Je ne vous conseille pas le pincement et la torsion des mamelons. Il y a de quoi hurler quand on est bien réveillé.

Ce qui pourrait paraître de la torture est codifié en médecine pour évaluer la réactivité à la douleur, la profondeur d'un coma.

Une fois ces petits tests effectués et votre esprit encore un peu présent, vous serez attaché sur le brancard parce que la première chose que vous allez faire c'est d'essayer de vous arracher l'énorme truc qu'on va vous enfoncer dans la gorge.

« Je vous dis d'avaler. Ce n'est pas compliqué. Avalez, il y en a pour une seconde. Plus vite c'est terminé et mieux c'est pour tout le monde. »

Maintenant on vous tient fermement la tête pour que vous arrêtiez de vous débattre, de vous agiter, de mordre dans la sonde, de tout empêcher. Le tuyau est bien au fond de votre gorge. Au sol, un broc rempli d'au moins dix litres d'eau tiède et salée vous attend. On vous le versera dans l'estomac demi-litre par demi-litre. Le but étant de vidanger chaque fois pour récupérer un maximum de médicaments.

Alors il vous suffirait vraiment d'avaler et le tour serait joué. Mais faudrait-il encore pouvoir avaler alors qu'on s'étouffe. C'est terrible cette sensation d'étouffer.

De son côté, l'infirmière commence à s'énerver. Il y a un monde fou aux urgences et ce truc barbare qui prend du temps tombe mal. D'ailleurs, qu'on ne lui reproche rien si le patient n'est pas coopératif, elle se serait bien passée de cette prescription médicale. Elle en arrive même à dire des trucs un peu sadiques quand le tuyau ne passe pas et qu'elle sait que ça fait mal. *La prochaine fois vous réfléchirez avant de vouloir vous suicider. Que ça vous serve de leçon. Après ça, vous aurez compris.*

Vous avez toujours les mains attachées, c'est préférable. Il vaut mieux être un peu sourd ou dans le coaltar. Mais la façon dont vous vous agitez prouve que vous avez encore une petite rage de vivre.

Après des années de pratique, les indications du lavage gastrique ont été réduites du jour au lendemain. Alors qu'il était considéré comme indispensable et exécuté de façon systématique, soudain on met en doute son efficacité clinique. Son intérêt est même largement discuté.

Pour prendre le relais, on va faire avaler pendant des années du charbon activé aux patients. C'est censé neutraliser les médicaments à l'intérieur de l'estomac en diminuant leur passage dans la circulation sanguine.

En fait, c'est une poudre noire assez compacte qu'on dilue dans de l'eau et qu'on donne au patient dans une petite bouteille en plastique avec un embout par lequel il doit aspirer. Parfois, il n'a plus la force de quoi que ce soit et s'endort comme s'il tétait un biberon. On leur chanterait presque une berceuse. Mais tous les patients sont unanimes : *c'est dégueulasse.* Ce n'est pas le lolo à maman.

La bouche, les lèvres, les dents, la langue, tout devient anthracite. En une lampée, avec leurs lippes noires, on pourrait les confondre avec les membres de la famille Addams.

Souvent, après un quart de litre de ce truc infâme dans l'estomac, on voit des patients vomir. Et là, c'est l'explosion, tout est repeint du sol au plafond.

Si vous êtes dans les parages, vous aurez droit à la grande décoration. Sachez que le patient vise bien. Il ne vous épargne pas. Parfois même, il jette son biberon par terre comme un enfant coléreux. Et là, c'est caca au sol, l'apocalypse ensuite pour nettoyer.

Combien d'infirmières et d'infirmiers se sont battus pour que le patient prenne son traitement ? Le charbon a eu ses heures de gloire. Des litres ont été achetés, préparés, avalés, recrachés. Et puis un jour, on doute fortement de son efficacité. On révise la copie et on se rend compte que le charbon, séduisant d'un point de vue conceptuel, n'a été testé que chez des sujets sains avec des doses non toxiques. Étonnant, non ?

Est-ce qu'avec le temps tout s'en va ? Non, pas tout à fait. Le lavage gastrique et le charbon n'ont pas été complètement abandonnés. Leurs indications sont beaucoup plus précises. Les progrès dans la prise en charge des patients vont plutôt vers l'application d'antidote spécifique pour chaque poison.

Dans un autre domaine, la réanimation cardiaque a vu bien des évolutions, notamment la suppléance de la circulation par le massage cardiaque.

En effet, les premières descriptions du massage cardiaque externe remontent à 1878 par compression rythmique sur des thorax de chats et de chiens. En 1891, on recommande d'associer le bouche-à-bouche à la compression du thorax des patients. En 1960, on préconise soixante battements par minute. Depuis, diverses propositions ont été faites pour améliorer son efficacité. En vingt ans, j'ai vu changer plusieurs fois le nombre de compressions thoraciques et d'insufflations. Je me souviens qu'il fallait dix compressions entrecoupées d'une seule insufflation, puis quinze entrecoupées de deux insufflations. Maintenant nous en sommes à trente et deux insufflations. La cuisine médicale évolue. Mais il n'y a pas longtemps encore si on se trompait, ne serait-ce que d'une compression (onze au lieu de dix), on pouvait vous accuser d'avoir tué le patient. J'exagère à peine.

Ainsi, ce qui est bon un jour peut être proscrit le lendemain.

Nous sommes souvent des exécutants. Nous obéissons à des protocoles, des conférences de consensus où les experts clament la vérité et dictent ce que l'on doit faire. C'est formidable et presque trop facile. Cela ne doit pas nous ôter notre esprit critique. Nous sommes aussi des observateurs qui travaillons sur le terrain. L'histoire de certains médicaments, entrés dans les mœurs et apparemment sans problème, nous a appris à nous méfier de nous-mêmes.

Alors quand j'entends des vieux sur un banc, à l'ombre d'un tilleul, tenant leur canne d'une main, faisant des gestes de l'autre et commençant leurs phrases par *Autrefois*, je me dis que nous avons besoin de nous souvenir mais pas toujours pour les mêmes raisons…

Michael Jackson

Je n'ai pas connu l'époque des yéyés mais je vois bien les images de l'INA, les vieux documents noir et blanc que la télévision rediffuse de temps en temps et où on aperçoit des groupies dans la salle qui hurlent et pleurent en voyant leur idole sur la scène ou en entendant leur chanson préférée. C'est assez impressionnant, déroutant.

J'en ai eu quelques sensations identiques, cette fois en direct, lorsque j'ai participé à la médicalisation de plusieurs concerts dont celui de Michael Jackson particulièrement inattendu. Concert déconcertant, oui... Peut-être parce que c'était un des premiers auxquels j'assistais.

Certains spectateurs ont commencé à se sentir mal bien avant le début du concert. Mal au point de ne pas pouvoir assister à la représentation. Ainsi, ont-ils passé la soirée allongés sur une civière, sous une tente alors que la foule, de l'autre côté, remplissait le stade, les pelouses, les tribunes, que tout le monde était l'ami de l'autre, le cœur léger, le temps d'une soirée, en attendant Michael. Une soirée de folie pour chanter, pour danser, sourire, sauter, ne plus avoir de voix, tout oublier.

Aujourd'hui, à défaut de leur idole, ceux qui sont restés sous les tentes se souviennent peut-être du visage de la gentille secouriste de la Croix-Rouge qui leur tenait la main et essayait de les rassurer en disant que ça allait passer ou d'un médecin agacé qui leur donnait des baffes en pensant les sortir plus vite de leur hystérie.

Qu'ai-je vu exactement ?

Il y a dans la nosographie médicale un ensemble de symptômes que l'on regroupe sous le nom de spasmophilie. Ils peuvent avoir une expression musculaire (fourmillements dans les membres allant jusqu'à la contracture des mâchoires, des mains et autres tétanies), une expression neuropsychique (boule dans la gorge, crampes d'estomac, oppression respiratoire, douleur thoracique, hyperventilation, sensation subjective d'étouffement, et même contractions utérines).

En général le tableau clinique est assez impressionnant pour le néophyte et très angoissant pour le patient dont le corps semble prendre le dessus et devenir immaîtrisable. La durée de résolution des crises est très variable selon le patient, le contexte, l'environnement médical ou secouriste.

Il n'y a pas de lésion sous-jacente.

On pourrait parler d'un coup de stress, d'une forte émotion, d'une attaque de panique, d'une maladie psycho-organique dont le cadre étiologique reste flou.

Ce que je retiendrai c'est la grande vulnérabilité de l'être face à l'émotion. Comment les mots peuvent manquer et le corps se substituer, prendre la parole à sa façon.

Prenons l'exemple de la musique qui peut parfois toucher, bousculer, envahir jusqu'à conduire aux larmes.

Ce jour-là, des hommes et des femmes de tout âge arriveront en flots continus sous les tentes avec leurs malaises, leurs douleurs, leurs contractures, l'impression parfois imminente de se sentir mourir. Selon l'équipe qui les recevra, les traitements seront très variables. On leur collera un sac plastique sur la bouche pour respirer leur gaz carbonique, on essuiera leurs larmes, on leur tiendra la main, on leur donnera un calmant, un verre d'eau, un bout de sucre, du magnésium ou même des gifles comme je le disais. Certains les perfuseront jusqu'à les endormir avec du Valium. C'est parfois à ce point que le malaise des autres peut gêner…

Dans ce genre de situation, j'ai toujours préféré la parole. Je demande au patient de me dire ce qui se passe, ce qu'il ressent. C'est une façon pour lui de se recentrer, de se désintéresser momentanément d'un corps prisonnier ou tyrannique qui se contorsionne sans dire autre chose que des bouts de symptômes.

Certains confrères vous diront : quel que soit le traitement, la crise cède toujours.

C'est vrai. Mais pourquoi ne pas profiter de cette occasion pour ouvrir une porte plutôt que de rester dans une impasse.

Mon propos ici n'est pas de faire un traité de psychologie mais j'aimerais souligner ceci.

Quiconque a couru chez le médecin pour une sensation soudaine, étrange, sait que ce qu'il demandait d'abord c'est qu'on nomme cette sensation, et qu'ainsi on puisse assurer que son corps continue de cheminer dans un espace où règne un langage. Le langage d'une communauté d'humains faite de médecins qui parlent et transmettent leurs connaissances, leurs expériences. Car c'est très angoissant de vivre, si ce n'est qu'un instant, son propre corps qui s'échappe, qui échappe parce que soudain aucun mot ne peut l'attraper.

Ainsi la peur serait moins un jeu avec la mort qu'un mouvement soudain, imminent où le corps menace de sortir complètement du champ du nommable.

Combien de fois ai-je vu la peur se dissiper, le patient se rassurer dès qu'on pouvait mettre un nom sur ses symptômes ou en parler, en parler différemment.

L'acte psychanalytique a été inventé pour qu'un autre (le psychanalyste), par son silence, sa parole, son écoute… vous reconnaisse le droit d'errer, d'éprouver votre corps, même étrangement, dans la quête de vous-même. Cela suffit parfois pour n'être plus réduit à son symptôme. Quelquefois faut-il errer pour repasser par chez Soi et reprendre le large.

Dans l'urgence, nous sommes confrontés à une foison de symptômes. Des symptômes qui s'expriment par le corps, pour autant sans origine organique. À nous de les faire vivre autrement quand nous en avons un peu le temps et que cela résonne en nous. Chaque histoire demeure toujours très personnelle.

Michael Jackson a certainement créé des liens d'idolâtrie, d'adoration dont les fans eux-mêmes ne sont pas toujours conscients. Il n'y a rien d'insensé à ce que certains s'effondrent, craquent, soient submergés. L'inconscient y est pour quelque chose.

Ce soir-là je n'ai pas vraiment eu le temps de voir l'artiste sur scène mais je l'ai entendu chanter *You are not alone.* J'ai aussi retenu cette phrase : *Something whispers in my ear and says: you are not alone.* Quelque chose murmure à mon oreille et dit : tu n'es pas seul.

Oui, qui que nous soyons, n'est-ce pas important d'entendre que nous ne sommes pas seuls ?

Immolation

Il est 19 h 59 lorsque mon bip sonne pour un départ en intervention. Ma garde aurait dû se terminer à 20 heures.

J'ignore la raison de l'urgence mais je pense immédiatement aux amis que j'ai invités ce soir à la maison. Le rendez-vous est fixé à 20 h 30. Si tout va bien j'aurai minimum une heure de retard et peut-être quelques boudeurs, quelques grincements ironiques juste pour chatouiller l'amitié.

Nous nous garons dans l'allée principale de la propriété. À première vue, nous ne sommes pas chez les pauvres. Maison design, piscine de luxe, jardin coupé au carré.

Pendant le trajet, on nous a précisé, à la radio, qu'il s'agissait d'une femme de 43 ans qui avait tenté de s'immoler en s'aspergeant d'essence. Nous comprenons tous que c'est une tentative. Donc qui dit tentative dit échec. C'est déjà une bonne chose. Voilà une horreur en moins à gérer. J'ai vu quelques corps calcinés encore fumants, brûlant de l'intérieur, rougeoyant par endroits comme des bouts de braise au milieu du charbon. Parfois on préférerait leur souhaiter d'emblée la mort au lieu de les voir dans cet état comme des torches de douleur qu'ils sont et qu'ils vont continuer à être pendant des mois pour décéder peut-être entre-temps ou supporter à vie des séquelles esthétiques terribles. Même si c'est une réalité que je ne connais pas exactement puisqu'on ne revoit jamais les patients, je peux imaginer ce que sera leur avenir quand on constate en intervention la gravité et la profondeur des premières lésions.

Mais alors ce soir, s'il n'y a aucune urgence médicale, pourquoi a-t-on appuyé sur le bouton médecin ? Excès de zèle ? Volonté d'engager le maximum de secours pour être irréprochable ? Analyse de l'appel erronée ? Mais qui a déclenché les secours ? N'y a-t-il pas un médecin pour réguler ? Je ne sais pas, je ne cherche pas, je fulmine intérieurement. C'est tout.

Je suis persuadé que mes invités auraient préféré, comme moi, se passer de cette intervention. Il y a des moments où notre vie prend le dessus et c'est bien normal, surtout quand on nous engage alors qu'on pourrait se passer de nous.

L'infirmier, lui, n'est pas mécontent. Il était censé continuer la garde seul pour la nuit, car le médecin pompier n'assure que la garde de jour dans cet endroit. C'est un système choisi et mis en place par la hiérarchie du service santé. Un système qui implique les infirmiers différemment dans leur prise en charge.

L'infirmier rigole donc gentiment de ma petite minute de malchance. Osons l'appeler ainsi, toutes proportions gardées devant ce qui aurait pu advenir si la patiente avait réussi à s'enflammer.

Alors que s'est-il passé ?

Depuis trois ans, les disputes conjugales ne cessent d'être un théâtre criant d'insultes et de reproches auquel la fille aînée assiste impuissante.

Ce soir, sa mère est particulièrement excédée, le conflit s'envenime quand soudain c'est le silence, elle se dirige dans le jardin, attrape un bidon d'essence et le verse sur elle. Par chance, sa fille la voit, le signale à son père qui réagit aussitôt et sort en courant pour pousser sa femme dans la piscine.

Quand nous arrivons, elle est assise dans un coin de la cuisine, vêtue d'un peignoir bleu. Je lui explique que nous avons été appelés parce qu'elle avait tenté de s'immoler. Elle commence par hurler en disant que ça fait vingt-trois ans que son mari la traite comme une merde, une moins que rien.

— Il dit que je suis folle mais j'ai toute ma tête. Il n'attend qu'une chose, que je crève, que je disparaisse, eh bien voilà, je voulais lui donner ce plaisir, son plaisir, et qu'on en finisse. Je n'en peux plus d'être traitée de merde, vous comprenez ?

— Non je ne comprends pas. Il vous traite de merde, vous n'êtes pas d'accord mais vous voulez en finir, lui faire plaisir.

— J'ai le droit de décider de mourir, c'est ma seule dignité.

— Vous avez aussi le droit de vous faire aider.

— Qui peut m'aider ? Personne, vous entendez, personne.

— D'accord, vous êtes sûrement la seule capable de vous aider, de trouver la meilleure solution mais pour l'instant, vous avez besoin de sortir de chez vous, de couper, d'expliquer votre geste, de prendre du recul.

— Je n'ai pas besoin de recul, je sais ce que j'ai fait, pourquoi je l'ai fait. Il attendait ça, me voir crever.

Trois policiers arrivent à cet instant dans la cuisine. La conversation est momentanément interrompue. Ils nous serrent la main, à tous, l'un après l'autre, à l'infirmier et aux pompiers présents. Ça m'agace un peu mais je résume en deux phrases la situation. L'un des policiers réagit aussitôt en se tournant vers la femme :

— Quand dans un couple ça ne va pas, madame, il y a quand même la possibilité de divorcer.

Le bon sens du fonctionnaire n'impressionne guère la dame qui n'a pas baissé d'un ton. Elle hurle de colère :

— Je ne partirai pas. C'est aussi chez moi.

— Vous ne voulez pas partir mais vous étiez d'accord pour mourir…

J'ai beau essayer de souligner les contradictions, elle se complaît dans un discours en boucle, un discours paradoxal. Alors qu'elle revendique le droit d'être respectée, d'être considérée comme un être humain (ce sont ses mots), elle dit, de son passage à l'acte, avec une ambiguïté certaine, qu'elle a obéi à la volonté de son mari de la voir réduite à néant.

— Il n'attendait que ça, que je crève, puisque je suis une merde, que je n'existe pas.

Elle a beau dire des choses très dures, soudain je pense à mes invités, à l'heure qui tourne. Avec elle, le dialogue montre vite ses limites. Mais je ne peux pas la laisser chez elle, même si elle continue de hurler :

— Je ne vous suivrai pas. J'ai le droit de rester chez moi. C'est ma liberté. Je n'ai rien demandé à personne. Laissez-moi.

— Pourquoi ?

— Pourquoi ? Parce que tout repose sur mes épaules. Dans cette maison, c'est moi qui ai toutes les responsabilités.

Les policiers ont quitté la cuisine, ils parlent avec le mari. Je reste seul avec l'infirmier qui explique à la patiente qu'il serait préférable qu'elle vienne, qu'elle nous suive, autrement ce sera sous contrainte et peut-être avec force. Ce discours ne l'impressionne guère, non plus.

Elle est assise sur son tabouret, comme scellée, le dos droit. C'est une belle femme.

Elle me regarde avec des yeux perçants, déterminés, rageurs. Elle me fait penser à Romy Schneider. Les traits de son visage, l'expression, les cheveux mouillés en arrière, le petit accent, c'est curieux, je superpose deux de ses films *La Piscine* et *Garde à vue*, deux scénarios à huis clos où le verbe règne dans une tension permanente entre séduction et rapports de force.

Je regarde ma montre. Combien de temps va-t-on encore jouer les prolongations ? Je sens l'impasse, je suis dans l'impasse. Si on pouvait éviter la force. Qu'est-ce que je pourrais trouver comme idée ? Et mes invités, ils doivent déjà être arrivés… Ras le bol, j'ai aussi ma vie. Demain je suis encore de garde, vingt-quatre heures. Cette petite soirée, je l'attendais depuis longtemps.

J'appelle sa fille dans la cuisine, comme on appelle un joker. Elle a 20 ans. Qui ne serait pas bouleversé par ce qui vient de se passer ?

— Je voudrais que votre mère entende ce que vous avez sur le cœur. Il faut aussi qu'elle sache.

Elle se met en face d'elle, joint ses mains et se met à pleurer en la suppliant de se faire aider.

— S'il te plaît, maman, ce n'est plus possible. Tu le sais, moi je vais déjà chez un psy, et c'est aussi pour vous.

— Je ne suis pas folle. C'est toi qui me disais encore hier que j'ai été une mauvaise mère.

— Je n'ai jamais dit ça.

Très vite, la mère, bute sur chaque parole de sa fille et vitupère pour asseoir sa position. Elle ne se lèvera pas. C'est une pièce de théâtre où le personnage central ne quitte pas la scène. Elle tient son rôle jusqu'au bout. L'entourage ne semble être qu'un tourbillon de personnages secondaires. Et l'heure tourne. Les mots n'ont pas fait grand-chose. *Statu quo.*

Au fond, qui demande quoi ? Il n'y a rien de clair.

Comme souvent, nous sommes parachutés dans des histoires, des drames dont nous ignorons les racines complexes, les tenants invisibles. Il ne s'agit pas de prendre parti mais de gérer au mieux la crise, d'éviter une catastrophe, une récidive, une complication. Généralement, bien qu'ayant une vision réduite ou une impression vaguement globale, c'est à nous qu'incombe le rôle décisionnaire.

Je ne la laisserai pas chez elle, c'est ma seule certitude. D'ailleurs, c'est dangereux, autant pour elle que pour moi. Je risque aussi ma peau mais d'une autre façon. Car si elle recommence et réussit, je serai coupable devant la loi, coupable aussi au fond de moi.

Alors je me lève, me dirige vers elle, la saisis doucement par le bras, lui demande de se lever, d'avancer. Elle s'exécute sans résistance. Nous traversons le grand salon, je lui parle en marchant et lui assure qu'elle ne regrettera pas sa décision. Je n'en reviens pas, nous sommes déjà dehors. Nous marchons l'un à côté de l'autre, à même allure.

Devant l'ambulance, elle marque une pause. Une petite pause. Puis elle monte. L'ambulance démarre, et voilà… Après coup, on pourrait se dire que ce n'était pas plus compliqué que ça.

Non, finalement, peut-être pas. Que sait-on exactement de ce qui s'est joué ? A-t-elle compris quelque chose ? S'est-elle résignée ?

Je crois d'abord qu'il faut se méfier.

Dans *Garde à vue*, Romy Schneider quitte le commissariat, plutôt digne, la tête haute, alors que son mari, notable cynique, désabusé, que tout accuse, est entendu pour une histoire de meurtre doublé de pédophilie. Derrière les apparences, l'épouse se sent terriblement asphyxiée, blessée, écrasée par un désert affectif. Elle a au fond d'elle une densité douloureuse, une désillusion amère, gangrenée, revancharde, un quelque chose d'à jamais perdu ou gaspillé.

Si elle a semblé mener le jeu devant le commissaire pour accuser insidieusement son époux, cela n'empêche pas de la retrouver morte quelques minutes plus tard dans la voiture de son mari. Elle s'est suicidée, avec un revolver, une balle dans la tête.

Comme souvent, nous sommes immergés en quelques minutes dans la vie des autres, parfois submergés. Quelques minutes seulement pour éviter le pire, se dire qu'on a fait son travail en se contentant de passer simplement le relais. Quelques minutes qui continuent, malgré nous, sous des projecteurs éteints, à raconter des morceaux de destin dont on peut tout imaginer. Oui, la souffrance n'a sûrement pas fini de nous étonner.

Pluie de perles

Ce n'est pas très déontologique ou éthique, mais pourquoi se priver des perles de nos confrères généralistes qui nous adressent des patients aux urgences.

Manuscrits et même typographiés, il arrive que les courriers soient illisibles ou incompréhensibles.

En voici quelques-uns, restitués tels quels. Je me suis permis de faire parfois un petit commentaire.

Je soussigné Docteur A, docteur en médecine, certifie avoir vu ce jour en consultation Monsieur B.

Ce patient a rechuté dans l'OH (comprendre alcool), *avec fréquentations de clochards alcoolisés de mauvaises augure accompagnés de chiens. Il a été volé, harcelé, arnaqué et frappé depuis lors et la série ne s'arrête pas. En plus Mr B boit beaucoup. Une mise à l'écart pour le protéger contre cette bande de voyoux de l'OH est important afin d'éviter des dérapages.*

Fait ce jour et remis pour faire valoir auprès de qui de droit.

Indéniablement, ce médecin possède un certain sens de la formule. En voilà un autre qui n'a pas peur de la contradiction.

Cher confrère,

Comme convenu par téléphone, je vous remercie de recevoir en urgence Madame C, âgée de 81 ans, patiente du Dr D habituellement et que je vois pour la première fois. Elle présente une suspicion de phlébite du membre supérieur gauche.

L'écho doppler ne met pas en évidence de thrombophlébite.

Merci de ce que vous ferez pour elle.

C'est assez incroyable de penser qu'il y a cliniquement une phlébite lorsque l'échographie prouve qu'il n'y en a pas. Malgré cela, le médecin urgentiste réussira-t-il à se convaincre d'hospitaliser la patiente ?

Mes chers confrères,

Monsieur E n'a plus d'équilibre et se fracasse quotidiennement. Sa situation n'est plus réaliste. Voulez-vous bien l'orienter avec deux arrière-pensées, une certaine récupération de stabilité et l'obtention d'une paix avec ses lombalgies.

Avec mes très respectueux remerciements.

Effectivement les arrière-pensées peuvent servir, surtout lorsqu'on reçoit un courrier aussi expéditif et désespéré.

Prière d'admettre aux urgences Monsieur F. Je ne peux rien pour lui.

Confraternellement.

Il y a aussi des fautes d'orthographe qui en disent long sur les symptômes des patients.

Je soussigné Dr F, Docteur en médecine, certifie que l'état de santé de Monsieur G, numéro de Sécurité Sociale 129…......, demeurant au 23 rue de l'amirauté, nécessite son hospitalisation aux urgences à cause d'un bloquage du cou aux pieds.

Voici un petit trait qui n'a rien à voir avec l'humour mais qui souligne l'essentiel.

Prière de recevoir dans le service de gériatrie, en passant par les urgences, Madame H, 97 ans.

Si la structure des phrases peut manquer, certains médecins ne sont pas avares de signes pour compenser.

Monsieur I, 52 ans.
! ! *Troubles mnésiques* ++++
Début brusque ce soir. Pas de C2H5OH. Pas médication.
! *Vertiges* +++ *debout>> couché.*
Bien CFTNL (abréviation de confraternellement)

Merci de prendre en urgence cette résidente pour suspicion épileptie région brocca ou wernicke, régions gauches cérébrales ? Régions fronto temporales gauche ou avc avec protocole fibrinolyse si avc... Elle présente une aphasie, les mouvements occulaires sont possible. Les seules paroles sont AAaAH.

La mobilité du bras droit bien que possible est ralentie ou parfois immobilité.

Elle est connue épileptique connue. Valium 10 mg en intra rectal.

Dans l'attente de vous lire, je vous prie de croire, Cher confrère, à l'expression de ma considération.

Prendre le temps de lire, oui, mais pourquoi ne pas prendre aussi celui de se relire.

Je vous adresse Monsieur J, artéritique connu, qui présente une ulcération sur la jambe gauche pour laquelle il a été amputé de la cuisse droite.

Pour conclure, voici la lettre qu'une dame adresse au médecin des urgences au sujet d'une autre dame qu'elle héberge. Ici, la forme ne fait qu'accentuer ce qu'il y a d'émouvant, de spontané, d'évident dans la solidarité. N'est-ce pas rassurant, réconfortant ?

Docteur,

Madame K est héberger chez moi. À deux reprises dans la nuit elle à été gravement malade. J'ai donnée 4 dafalgan en deux reprise, un bain de pied avec bétadine rouge. Elle a pris une douche ce matin. Je suis d'accord que vous l'hospitalisée car elle perd l'équilibre. Je suis diabétique à l'insuline, hépatite C, et deux jambes très malade. Je fais des soins à domicile. Docteur, hospitalisé cette dame pour faire un bilan car si elle tombe, je ne peut pas l'aider à se relever. Mes coordonnées ci-dessus. J'espère que vous ferez le nécessaire pour madame K.

Téléalarme, simple comme un bouton

Il fut un temps où le médecin pompier était systématiquement engagé lorsqu'une personne, censée être chez elle, ne répondait pas aux appels. Aujourd'hui, ce temps est révolu. Une équipe ouvre d'abord la porte, constate si la personne est là et déclenche les secours si nécessaire.

Soit dit en passant, si vous voulez faire une blague à votre voisin que vous ne supportez pas, vous pouvez toujours appeler les pompiers, prétendre que vous ne l'avez pas vu depuis trois jours, que vous vous inquiétez, que les volets sont restés étrangement fermés, que ce n'est pas son habitude même s'il sort moins en ce moment parce que sa femme est morte et qu'il a fait une grave dépression. Dans le quart d'heure, une équipe sera sur place, tâchera de rentrer par tous les moyens dans la maison, cassera un volet, une vitre, passera par le balcon ou défoncera la porte. Vous aurez omis de préciser qu'il est parti en vacances il y a une semaine, qu'il a pris l'avion (bon voyage). La voiture est restée garée devant la maison, c'est encore plus crédible. Et vous, pendant ce temps-là, vous vous régalerez déjà de la tête qu'il fera en rentrant de vacances devant sa porte découpée à la hache.

La réalité n'est pas si loin de ce début de scénario, un peu américain, où la vengeance est un plat qui se découpe à la tronçonneuse. Les gens confondent service public et service à tout faire. Combien de fois les pompiers sont dérangés pour rien, victimes de leur succès probablement ?

La téléalarme est un grand pourvoyeur d'appels. Qu'est-ce que la téléalarme ? Un petit boîtier muni d'un bouton sur lequel il suffit d'appuyer pour signaler que quelque chose ne va pas. Qui centralise les appels ? Le service assistance, une entreprise privée avec laquelle vous avez signé votre contrat. Et ce petit boîtier, où est-il ? En général autour du cou.

Avantage et inconvénient, le bouton est sensible.

Alors, il se peut que vous soyez sagement au fond de votre lit. Vous pesez deux cent cinquante kilos. D'ailleurs votre vie, c'est votre lit et la petite tablette devant vous sur laquelle sont posés trois téléphones, cinq télécommandes et une réserve impressionnante de piles longue durée. Vous ne pouvez plus vous déplacer mais c'est le monde qui se déplace, qui bouge autour de vous. D'habitude vous dormez sur le dos. Qu'est-ce qui vous a pris de vous mettre sur le côté ? Ça n'a pas loupé, vous avez écrasé le bouton sans faire exprès pendant que vous dormiez profondément. Trop profondément pour ne rien entendre de la sonnerie du téléphone qui vous appelle pour vous demander quel est le problème. Un problème, moi ? Je dors, je flotte, dessine-moi un nuage.

Mais qui me bouscule, d'un coup ? Trois pompiers sont dans ma chambre. Je crois rêver ! « Bonjour madame, excusez-nous de vous réveiller. Votre téléalarme a dû sonner, le service assistance nous a appelés. Vous ne répondiez pas. Tout va bien, je vois. On est désolés pour la porte. Le service contentieux vous remboursera. »

La dernière fois, par contre, elle était plaquée au sol. Pour la remettre dans son lit, il a fallu une bonne dose de muscles.

Combien de fois cela arrive d'entrer chez les gens pendant qu'ils dorment. Mais ne croyez pas que les Français dorment si bien. C'est connu, ils battent des records en consommation de somnifères.

Je ne connais pas d'exemple où la téléalarme a sauvé des vies mais elle rend bien des services. Pensez à une équipe de pompiers qui a passé la nuit dehors et qu'on appelle encore à 7 heures du matin parce qu'un pauvre homme alité a appuyé sur le bouton. Devinez pourquoi ? Je vous le donne en mille. Il a fait tomber son rasoir électrique au pied du lit et c'est urgent de le récupérer. Le monde est bien capricieux.

La dalle d'un supermarché s'effondre

C'est ce que vous auriez pu lire à la une d'un journal. C'est ce que j'ai vécu du côté des secours.

Dans l'après-midi du 26 janvier 1994, un plan rouge est déclenché (baptisé plan Orsec NoVi, Nombreuses Victimes, depuis 2005).

Ce jour-là je suis de garde d'hélico, à une trentaine de kilomètres du lieu de la catastrophe. Nous serons engagés dans les minutes qui suivent.

À peine avons-nous décollé, je me demande à quoi il faut s'attendre. C'est mon premier plan rouge.

Vue d'en haut, la fracture de la dalle est impressionnante. Mille sept cents tonnes de béton et de terre d'une dalle-jardin suspendue au-dessus du toit du supermarché se sont écroulées. Qu'est-ce que cela doit être à l'intérieur ?

Dehors, les gyrophares se ressemblent tous. Les premiers véhicules bleus, blancs, rouges sont là. Des cordons de police cernent le lieu de l'accident et dévient la circulation.

L'appareil se pose de l'autre côté de la route. On descend de l'hélico avec nos sacs et nos valises de secours, direction le centre névralgique.

Plus j'approche, plus je sens monter la tension. C'est un sacré chantier qui s'organise. Qui est qui, qui fait quoi ? Difficile d'y voir clair d'emblée.

On me dit d'aller vers la gauche, au premier point de rassemblement des victimes. Je m'y rends et travaille en collaboration avec le Samu. C'est une aire de tri où les patients sont examinés et étiquetés selon la gravité de leur état. Pour l'instant, ceux qui sont là n'ont pas grand-chose. Plus de peur que de mal, même s'ils n'ont pas encore réalisé la chance d'être sortis du magasin. Certains étaient proches des caisses, proches des ouvertures automatiques. Mais qu'en est-il des autres, des clients au centre du supermarché où la dalle est le plus effondrée ?

Une demi-heure plus tard, je suis sous la dalle, casqué, ganté, à plat ventre, avec un sac médical sur le dos et une lampe frontale qui me permet d'avancer dans le noir complet. C'est un de mes supérieurs, un médecin pompier qui a déjà bien bourlingué, qui m'a demandé de prendre sa place. Il souffre d'une lombalgie depuis une semaine et crapahuter à plat ventre, il craint que ce ne soit fatal.

Je n'ai pas hésité, un peu inconscient peut-être. Ce sont mes premières armes. C'est souvent après coup qu'on prend conscience des dangers collatéraux auxquels on a échappé. La dalle aurait pu encore s'affaisser.

J'emprunte un labyrinthe incroyablement sombre et silencieux. Je suis rapidement obligé de m'accroupir. Par terre, ce ne sont que débris de verre, boîtes de conserve renversées, cabossées, paquets écrasés, compressions d'étagères. Le sol est trempé de jus divers. Par endroits, les caddies ont protégé certains clients qui se sont immédiatement agenouillés à côté de leur chariot de courses en entendant un énorme craquement venant du plafond, comme si quelque chose allait leur tomber sur la tête.

Ma lampe frontale se cogne à un objet qui pend, la lumière devient faible, je la règle à nouveau. C'est un bout de néon tranchant qui se balance avec le reste du dispositif. Heureusement que l'électricité est coupée. Je tourne la tête et aperçois dans un retranchement, derrière un ensemble de victuailles, le visage d'une dame. C'est presque terrifiant, tellement inattendu, comme un effet de clair-obscur sur un visage de cire. Elle est vivante mais figée, ne dit rien, ne réclame rien. « Ça va madame ? » Elle a un peu mal à la jambe mais ce n'est pas grand-chose, dit-elle. Elle attend patiemment qu'on vienne la délivrer. Elle préfère ne pas bouger, ça pourrait peut-être déséquilibrer quelque chose et faire tout s'écrouler.

À un mètre cinquante d'elle, je découvre une autre personne, prisonnière, au milieu de plusieurs caddies, coincés eux-mêmes par le poids du toit qui les écrase. Le plafond est de plus en plus bas. Je rampe et m'étonne de ce silence, de cette sidération. Les gens ne sont pas loin les uns des autres, mais personne ne se parle. Je m'attendais à des gémissements, des hurlements, des cris de peur ou de douleur. Non, c'est tout le contraire. Aucune plainte, juste l'attente, tapis dans un espace réduit où l'air est de plus en plus chaud, mal ventilé, irrespirable. Je sais que plusieurs équipes de déblaiement travaillent dans différents points du supermarché pour évacuer les victimes les plus menacées et assurent dans leur progression une sécurité maximale avec des étais, des vérins, des leviers.

Si je suis là-dessous, c'est parce qu'on a localisé une femme coincée sous les décombres qui présente une fracture de la jambe apparemment. Un médecin est déjà au contact de la victime, il lui parle, l'entend, mais il ne peut la perfuser, aucun des bras n'est accessible. Il ne voit qu'un bout de tête et une bouche sur laquelle il a réussi à placer un masque d'oxygène en attendant. De mon côté, j'arrive à attraper une main. C'est une contorsion pour retirer le sac accroché à mon dos. Je dois faire marche arrière. Chaque geste est réduit à sa plus simple amplitude. Ouvrir des sacoches, des fermetures Éclair, préparer une perfusion, sortir des compresses, les arroser de désinfectant, casser une ampoule, mettre le liquide dans une seringue. Ces gestes, habituellement faciles d'exécution, deviennent ardus, pénibles. Je manque d'espace et de lumière.

Quand j'entends geindre la dame, j'essaye de me dépêcher mais ça ne sert à rien. Chaque mouvement est à penser, à calculer. Maintenant il faut trouver une bonne veine et piquer. Le mieux, ce sera à plat ventre, allongé comme un tireur sur le toit d'un immeuble.

La morphine fait son effet. L'équipe de déblaiement approche. Mon collègue médecin me dit qu'il peut gérer maintenant, qu'il reste avec elle. J'ai réussi à lui passer la perfusion et la seringue par une petite anfractuosité. Il me faut retourner par le même chemin pour sortir. Je n'ai pas d'autre choix. Je dis quelques paroles réconfortantes à ceux que je retrouve et qui sont toujours coincés. Je ne peux rien faire malheureusement. Il faut attendre l'équipe spécialisée.

À l'extérieur le jour est déjà bien tombé. Les renforts continuent d'arriver. C'est assez impressionnant de voir ce flot de véhicules, de personnel aux diverses compétences.

La grosse tente du PMA (poste médical avancé) est fonctionnelle. La logistique semble parfaitement huilée. J'aperçois des médecins qui n'étaient pas de garde et qui sont venus à l'appel ou se sont proposés spontanément. J'ai l'impression que tout le département est là.

On attend un chirurgien de l'hôpital, un vieux de la vieille comme on dit, un de ceux qui ont de la bouteille en chirurgie générale. Il est question d'amputer sur place le bras d'une femme prisonnière de la dalle. Les équipes de déblaiement bataillent depuis plusieurs heures pour la libérer. Impossible. Malheureusement, il ne reste que cette solution.

En effet, je vois débarquer le chirurgien avec sa grosse boîte en fer dans laquelle se trouvent les instruments pour opérer. Je suppose qu'en temps de guerre on ferait la même chose.

Je garderai de ce moment-là une image un peu surréaliste du chirurgien déjà en sarrau, suivi du réanimateur en blouse blanche. Le vent s'est levé, c'est l'hiver, il fait nuit, nous sommes à quelques mètres de la mer. La lumière des projecteurs les éclaire. Ils sont tous les deux sur le toit effondré du supermarché, bien loin d'un bloc opératoire traditionnel, et escortés par des pompiers qui vont leur montrer comment accéder au mieux à la victime.

Finalement, le bras sera sauvé in extremis dans un premier temps. Les pompiers sont parvenus à écarter la dalle. Mais le bras sera amputé par la suite. Les lésions sont trop importantes.

Le bilan définitif sera de trois morts, une femme de 31 ans, un homme de 28 ans, retrouvés dans les décombres le soir même, puis une autre femme de 22 ans qui décédera dix jours plus tard des suites de ses blessures. Par ailleurs, on comptera 86 blessés dont certains grièvement.

Il est 19 h 30 quand l'hélico décolle pour retourner à sa base. Je n'ai pas fini ma journée. Je suis déjà bien en retard car je suis de garde pour la nuit dans un hôpital à 55 kilomètres de là. Changement de costume, changement de décor.

J'ai appelé pour expliquer la situation mais mon collègue trépigne et attend que je le relève. Je peux aussi le comprendre.

Je fonce sur l'autoroute, prends des risques sûrement inutilement, traverse la succession de tunnels presque déserts en hiver, surtout à cette heure.

Je me sens quand même un peu secoué par tout ce que j'ai vu, ce que j'ai vécu, l'agitation à l'extérieur, le silence à l'intérieur, la sérénité parfois oppressante. Je n'arrive pas trop à faire le vide, les images ne me quittent pas, s'enchaînent dans un staccato frénétique. C'est quand même un mauvais rêve tout ça, un mauvais rêve qui va à cent à l'heure.

Je garde les mains sur le volant et me concentre sur la route. Je dépasse largement la vitesse autorisée. Je n'ai eu le temps de parler à personne, ni d'évacuer un peu, de couper cinq minutes, de faire une pause.

À peine arrivé à l'hôpital, la police me réquisitionne pour aller faire une prise de sang au domicile d'une femme de 40 ans qui vient de mourir. On suspecte fortement une intoxication volontaire au monoxyde de carbone. Là non plus, je n'ai pas le choix, je suis le mouvement, un peu ahuri.

La dame est au milieu de son lit, un lit *kingsize* dans un appartement cossu.

Pour pouvoir faire la prise de sang, il me faut attraper son bras, la tirer jusqu'au bord du lit. C'est ce que je fais. Mais au moment de la tirer, un râle terrible sort de sa gorge comme si elle était encore vivante. C'est un bruit caverneux digne d'un film d'horreur. L'air qui restait dans ses poumons s'est évacué d'un coup. Dans la pièce, nous sommes saisis, presque effrayés, on finit par en rire.

Je termine la prise de sang, j'enlève le garrot, je donne les tubes aux policiers, je remplis les papiers. C'est d'un glauque…

Je ne sais plus à quelle heure je me suis écroulé sur mon lit, mais heureusement qu'on ne vit pas ça tous les jours.

Canicula, mon amour

Qu'est-ce qu'il fait chaud, on étouffe, y a pas d'air, on dort mal…

Vous avez dû entendre ces petites phrases ou même les prononcer plus d'une fois cet été.

L'avantage de travailler dans des services d'urgence, c'est qu'il y fait frais. On respire. C'est un autre monde. Peut-être est-ce la même chose au bureau ?

Pourquoi sommes-nous si frileux en France pour investir dans les technologies efficaces qui nous permettraient de vivre mieux chez nous en période de canicule. Il va falloir y penser sérieusement. On annonce des températures de plus en plus chaudes en été d'ici quelques années.

Je ne pense pas forcément à l'air conditionné qui aggraverait encore les émissions de gaz à effet de serre et dont certains pays très riches abusent. Prenez un bus au mois d'avril à New York alors que le temps est couvert, c'est un frigo, vous ressortez surgelé. Non, je pense à des techniques depuis longtemps connues et maîtrisées qui améliorent les températures intérieures sans climatiseurs. En parallèle, intéressez-vous de près au contenu lisible du plan canicule et vous comprendrez mieux l'intérêt de ce propos…

Je me suis demandé en toute logique de quoi nous avions besoin lorsqu'il fait très chaud. Dans le plan canicule, la réponse organisationnelle du gouvernement est fondée sur cinq piliers.

– Des mesures de protection pour les personnes à risque hébergées dans des institutions. (Il s'agit d'avoir au moins une pièce rafraîchie dans les établissements pour y mettre les gens prioritaires.)

– Le repérage des personnes à risque isolées. (Ce repérage incombe au maire de la commune si la personne isolée en fait la demande.)

– L'alerte. (Sur des informations météorologiques et sanitaires.)

– La solidarité. (Dépendant de la vigilance du préfet, en particulier à l'égard des sans-abri isolés.)

– La communication. (Info radio, TV et numéro vert 24 h sur 24.)

Une question me tracasse. Manquons-nous autant de bon sens pour que l'été prochain, les diabétiques se caramélisent encore par déshydratation et les personnes âgées en maison de retraite arrivent lyophilisées aux urgences ? Comment font les autres pays depuis des siècles, ceux qui ne connaissent que la fournaise en été ? Aurons-nous chaque année un nouveau plan canicule ? Pourquoi l'hiver, dès qu'il fait froid, sommes-nous plus gelés que les Finlandais ou les Inuits ?

L'été 2003 aura été fatal à 15 000 personnes au moins, en France. Fatal aussi le mandat de Jean-François Mattei alors ministre de la Santé, critiqué pour sa gestion controversée de la crise. Fatal encore mon contrat de médecin à l'hôpital.

Fatal, oui, si monsieur Mattei ne s'était pas penché sur la question si particulière de la précarité de nos statuts. J'entends encore un de mes anciens chefs de service me dire : « En tant que médecin attaché, tu n'as que des devoirs et aucun droit. » À l'époque, après onze ans d'hôpital, je ne pouvais prétendre à aucune évolution de carrière. Je gagnais dix euros de l'heure (nettement mieux que lorsque j'étais externe, payé moins qu'un horodateur). Et en ce qui concernait la sécurité de l'emploi, on pouvait réduire mon temps de travail à tout moment, sans justification, et me mettre à la porte tous les trois ans en fonction des projets de service, comme par exemple celui de vouloir récupérer mon temps de travail pour en faire bénéficier quelqu'un d'autre.

Je remercie donc monsieur Mattei, car l'été 2003 a été particulièrement chaud pour moi. Sans son décret rétroactif, je ne travaillerais plus à l'hôpital.

Du gore dans le décor

Le trash est plutôt vendeur. Certains magazines s'en gargarisent pour vivre confortablement. Ma foi, il faut bien que ça plaise puisque ça se vend.

Les films d'horreur et d'épouvante ont aussi leur public. Mais sommes-nous tant attirés que cela par le dépeçage, le démembrement, la décapitation, les énucléations, les corps en charpie qui se vident, dégoulinent, déversent leurs tripes vertes sur le bitume comme une gélatine immonde ? Le corps fascine. Sa destruction aussi. Il est le lieu de tous les défouloirs, de toutes les projections et par là même le lieu d'un déni possible quand la réalité pourrait rejoindre la fiction.

S'il est jubilatoire d'avoir peur, assis dans son fauteuil de cinéma, la gorge nouée devant une silhouette inquiétante munie d'une énorme lame de couteau, un soir de lune voilée, dans un bois perdu où ne se dresse qu'une vieille maison abandonnée qui, pour la nuit, sert de refuge à de jeunes campeurs incrédules et esseulés, alors il est d'autant plus réjouissant que vous ne craignez rien. Par moments, la présence de l'écran vous le rappelle et les petites lumières vertes, en haut, sur les côtés, indiquant les issues de secours, aussi. Vous êtes au cinéma.

Le gore fait pourtant partie de notre réalité. Peu y sont confrontés.

Il est fréquent que la police et les pompes funèbres voient les mêmes horreurs que nous, bien pires parfois quand la mort est consommée depuis longtemps.

Il nous arrive aussi d'avoir du mal à identifier ce que nous voyons. Un corps qui se répand, s'éparpille, explose peut surprendre.

Des bouts de boîtes crâniennes au milieu d'un éboulis de cailloux, des lambeaux de cerveau sous un rail, des doigts écrasés accrochés encore à la machine-outil, la peau fumante d'une cuisse collée au réservoir d'une moto, un testicule sur l'asphalte, des intestins à l'air libre que renifle un chat famélique, un corps dévoré par des fourmis, une boule de viande hachée qui n'est autre que le reste d'une jambe broyée par un motoculteur, une carcasse entièrement lacérée sous un train, sans tête ni apparence humaine, avec un pied dans une basket quelques mètres plus loin, un corps qui se décompose dans un appartement depuis plus d'une semaine. Voilà, ce sera tout pour aujourd'hui.

Je n'aime pas ça. Mais nous sommes bien obligés d'y aller lorsqu'on nous appelle. Parfois on ne fait que constater les dégâts, d'autres ramassent les morceaux, autrement on agit si on peut. Ce sont des vraies gens avec leurs histoires, leurs familles, leur décor, les photos du mariage accrochées aux murs ou rangées au fond du portefeuille. Comment ne pas être touché ? Bien évidemment, ce sont des situations auxquelles nous ne sommes pas préparés. L'horreur a quelque chose de saisissant. C'est toujours une effraction. Mais c'est comme ça, ce jour-là on tombe dessus. On doit faire avec… On s'en débrouille. C'est le côté gore du métier.

Si l'on retire le gore, il reste le répugnant, et c'est encore bien subjectif.

Il y a très longtemps, aux urgences, je voyais souvent une dame à l'allure soignée, élégante, plutôt délicate, au joli minois, parfumée, maquillée, portant un rouge à lèvres vultueux sur une bouche sûrement bavarde mais dont je ne me souviens guère les paroles.

Seule ombre à ce tableau presque idyllique, elle portait sur la tête une énorme serviette blanche de coton, montée en un colimaçon vertigineux, comme si elle était sortie du bain et qu'elle s'apprêtait à une mise en plis. Mais là n'était que leurre.

Qui l'avait vue plusieurs fois, savait que cette coiffe était un apparat bien triste. Car lorsque vous l'aviez examinée, vous ne pouviez plus avoir le même regard.

Comme j'avais été surpris à l'enlèvement de ce haut-de-forme qui donnait de la grandeur à sa personne !

C'était un crâne mi-glabre mi-chevelu dont les quelques capillaires rescapés ressemblaient plus à des vermisseaux moribonds qu'à la tignasse vigoureuse d'une femme de son âge. C'était une histoire compliquée faite d'eczéma, d'infections, de teigne, de poux et d'autres choses, qui, quel que soit le diagnostic, que seul un spécialiste eût pu donner tant l'affaire était apparemment compliquée, n'auraient provoqué que répugnance chez tout observateur. À vrai dire, la dame avait bien des raisons de cacher ses lésions. Encore eût-il fallu le faire différemment pour que le leurre ne se remarquât point.

Ainsi, il m'arrivait parfois de la voir dans la rue, dodelinant, avec sa pyramide de coton sur la tête jusqu'au jour où je ne la vis plus.

Depuis quelque temps, en bas du carrefour, près du feu rouge, il y a un homme étrange, jamais rasé, au dos courbé, pas soigné pour un sou, fagoté de sombre, le cheveu long, gris, filandreux, la bouche édentée qui se dégonde à chaque ouverture, le menton en galoche, marchant comme un australopithèque à la recherche de son gourdin (en forme de bouteille rouge) et parlant seul. Oui, parlant seul sans jamais paraître fatigué de palabrer avec on ne sait qui. Il aime fumer, fumer et boire sur un banc où rien ne l'empêche de continuer ses monologues.

Le feu rouge me laisse toujours un peu de temps pour l'observer. Chaque fois, je me dis qu'avec sa bouche de gargouille, son allure patibulaire, sa démarche préhistorique, l'homme est inquiétant, proche du monstre et je suis content d'être à distance.

Il y a quinze jours, il était sur le banc, avec à ses côtés la dame au turban de coton. Dix ans étaient passés, elle était là. Ils faisaient un brin de causette, pas qu'un brin, ça discutait sérieusement et ils fumaient comme deux larrons heureux de se trouver. De loin, elle me semblait ne pas avoir changé, toujours bien apprêtée, maquillée, des lèvres noires comme si elles avaient goûté au jus d'une burlat.

Depuis, je les vois chaque jour, au même endroit, le temps d'un feu rouge. Ils sont proches l'un de l'autre, se parlent, se regardent, restent là, trouvent toujours quelque chose à se dire.

Et aussi curieux qu'ils puissent paraître, qu'ils donnent à voir, cela me fait plaisir de les retrouver là, de savoir qu'ils ont entre eux une simplicité que je n'ai pas. Comment ne pas changer son regard, ne pas commencer à gommer ce qui paraissait répugnant pour ne retenir que l'histoire de deux êtres qui se rencontrent avec plaisir et se respectent ?

Il y a longtemps aussi, lors de l'arrivée d'une course cycliste, je me trouvais là, en roller, sur la Promenade, avec deux de mes filles. L'aînée avait 7 ans et la dernière 4 ans et demi. Malgré la foule impressionnante, nous nous étions approchés de l'arrivée pour voir les cyclistes. Une fois tous les trois bien placés devant les barrières de sécurité, j'avais lâché la main de la plus grande pour me rendre compte, après quelques instants, qu'elle n'était plus à côté de moi.

C'est un moment terrible dans la vie d'un parent. On ne peut pas ne pas penser au pire, aux choses les plus gore qui courent dans les journaux. D'ailleurs, il vaut mieux, peut-être, pour ne pas perdre une seconde, démarrer au quart de tour. Mais voilà, faut-il encore savoir par où partir ? Il y avait tant de monde ce jour-là, autant à droite qu'à gauche, devant, derrière. C'était bien impossible d'apercevoir une petite tête au milieu d'une forêt de corps trop grands, de corps trop denses. J'aurais voulu hurler son nom. On m'aurait pris pour un fou. Qui c'est ce type ?

Je ne savais même plus quelle était la couleur de son tee-shirt ou de son pantalon. On m'aurait dit calme-toi, j'aurais répondu méchamment. C'était inhumain que je ne puisse pas la retrouver. Sa petite sœur savait pour les vêtements, les couleurs, la couleur des rollers. Ça m'a réconforté une fraction de seconde.

Puis j'ai vite compris que je ne m'en sortirais pas tout seul. J'aurais voulu confier ma petite fille à quelqu'un pour pouvoir courir après l'autre, la rattraper, mais aucun visage, dans toute cette foule, ne m'était familier. Si j'avais vu au moins un policier... J'ai bien essayé de la porter pour avancer plus vite, mais ce n'était pas très efficace, ça devenait même dangereux.

D'un coup j'ai eu comme une immense confiance, j'ai débordé d'audace. J'ai aperçu un gars que je voyais souvent sur la Prom. Difficile de ne pas le reconnaître avec ses collants noirs, son tee-shirt jaune, ses quads aux pieds, ses écouteurs dans les oreilles, et sa coiffure afro. Sa façon de s'exhiber en patins à roulettes me faisait plutôt marrer. Il aimait qu'on le regarde, et dès qu'il accrochait un regard, il se mettait immédiatement à faire une pirouette, un grand écart. C'était du programmé, du prévisible.

Alors quand je l'ai vu, je me suis approché de lui. Je lui ai expliqué la situation et lui ai donné les détails nécessaires pour qu'il repère ma fille. Il a sifflé ses amis et ils sont partis à quatre dans la même direction. Ils ont vraiment filé. C'était évident qu'ils prenaient leur mission au sérieux. Pourtant il m'a semblé attendre longtemps avant de revoir le monsieur au tee-shirt jaune avec un grand sourire et une petite fille qu'il tenait gentiment par la main. La petite fille pleurait. Elle était partie loin, bien loin. Elle aurait sans doute continué, pensant que nous ne pouvions être que devant. Elle, non plus, ne comprenait pas. Elle s'était arrêtée un instant et quelqu'un lui avait même proposé de traverser la rue, d'aller de l'autre côté. Ça va vite... Un enfant c'est très facile à voler quand il est déjà perdu.

Je n'ai pas eu le temps de lui demander comment il s'appelait, s'il voulait boire un coup avec ses amis, il était déjà parti. Je crois qu'il n'attendait rien de particulier, il était content simplement.

Quelques mois plus tard, je le reconnais à l'accueil des urgences, il est là. Je vois dans son visage quelque chose de terrible. Je souffle à l'infirmière d'accueil : c'est le sauveur de ma fille, il vient pour quoi ? « C'est pour la psy, son fils de 16 ans vient de se défenestrer. » Je n'ai pas eu le courage d'aller vers lui, de lui dire un mot. Je me serais senti ridicule de me présenter comme le père de la petite fille perdue sur la Prom. Et puis, j'aurais pu ne pas me présenter, être là c'est tout, prendre le temps de rester avec lui, dire que j'étais touché, plutôt que de fuir en me disant : c'est injuste, c'est dégueulasse.

Treize ans ont passé.

Dernièrement, je n'ai pas raté l'occasion de l'interpeller sur la Promenade. Il est toujours reconnaissable, collants noirs, tee-shirt jaune, les cheveux plaqués en arrière maintenant. Je l'ai abordé en lui disant : « Vous ne vous souvenez peut-être pas, mais vous avez été le sauveur de cette jeune fille. Elle ne vous a jamais oublié. Elle a 20 ans maintenant. »

Il l'a regardée. Elle lui a souri. Ils se sont un peu parlé. Je l'ai encore remercié. Il était très avenant et reconnaissant. Il a voulu qu'on se serre la main, que je lui dise quel était mon prénom. Il a serré ensuite la main des deux petites filles de 11 ans qui nous accompagnaient, dont ma benjamine, et a salué aussi un ami qui était venu nous rejoindre pour faire du roller. Il s'est montré sincèrement chaleureux, souriant, des plus accueillants.

Il est parti ensuite. Nous l'avons suivi du regard.

Quelques mètres plus loin, il a pivoté et fait un superbe grand écart. Je n'oublierai pas son prénom.

La prochaine fois, peut-être, quand je le reverrai, je lui dirai ce que je ne lui ai pas dit.

Loïc

Il m'avait dit : « J'aimerais que tu sois là comme médecin urgentiste. Dans deux mois j'ai mon prochain record du monde d'apnée *No Limit.* »

J'aurais tant voulu…

Je l'avais rencontré je ne sais plus comment.

Qu'est-ce que nous nous étions dit la première fois ? Une connerie, sans doute. Il était plutôt pince-sans-rire, un peu provoc, ça m'allait bien.

Il avait débarqué avec sa petite famille dans le quartier en cours d'année scolaire.

Au début, je ne savais pas où il habitait, mais je le voyais passer devant chez moi, jeter un œil dans mon jardin.

Nous nous sommes vite croisés sur le chemin de l'école avec nos gamins. Et à force de se croiser on a dû finir par se dire bonjour. C'est souvent comme cela que les amitiés commencent, le plus banalement du monde.

Un mois après son installation, tout le monde avait repéré dans le quartier le grand blond aux cheveux longs. *C'est lui le champion du monde d'apnée, plutôt cool comme mec…*

Le matin, en passant devant chez moi, s'il voyait un de mes enfants dans le jardin, il demandait : « Il est là ton père ? » Souvent j'entendais sa voix et je répondais : j'arrive.

Alors, on faisait le chemin ensemble, à pied, jusqu'à l'école. Puis ça finissait chez l'un ou chez l'autre à boire le café, à parler cinoche, émissions scientifiques. Il me posait des questions sur mon métier, je lui demandais à quoi ça sert d'aller si profond sans respirer. C'était impressionnant ce qu'il me racontait mais je n'avais aucune image à mettre sur ses paroles, seule ma petite imagination à ce sujet.

Il aura fallu qu'il meure pour que je regarde ce qu'il faisait, que je découvre les films, les photos, les exploits, les records, une partie de son monde, que je réalise ce dont il était capable, que j'en sois même surpris jusqu'à l'admiration. Auparavant, je ne m'étais attaché qu'à l'homme, au copain, à l'ami, à notre relation si facile, si paisible qu'était ce petit rendez-vous du matin lorsque nous le pouvions.

Les derniers temps, nous évoquions souvent l'existence de Dieu. Ce n'était pas la religion qui l'intéressait mais l'envie de savoir s'il fallait une sorte de régisseur dans ce monde où chaque chose, de la plus profonde à la plus lointaine, semblait avoir sa place, ses règles et ses lois. On était loin d'un Dieu Amour. C'était plutôt un Dieu qui place ses sujets comme une ouvreuse le fait au cinéma avec sa torche, prêtant ou donnant de la lumière à l'obscurité.

Il avait un charisme qui appelait l'amitié et rendait les choses simples ou binaires. C'était oui, c'était non. Il avait la curiosité des autres, l'observation, l'analyse du milieu pour redresser avec humour les situations bancales. Il savait fédérer, convaincre, solliciter, enthousiasmer, passionner.

Un mercredi, vers midi trente, sa femme m'appelle. J'avais reconnu son numéro. J'allais plaisanter. Nous venions de nous quitter cinq minutes plus tôt. Elle avait peut-être oublié de me dire quelque chose en raccompagnant ma fille à la maison à qui elle avait offert une paire de chaussures en faisant les courses pour ses enfants.

« Loïc, c'est fini. » Ce fut aussi abrupt que cela. Elle m'avertissait. Elle venait de recevoir la nouvelle bien qu'il soit mort depuis au moins une demi-heure.

Comme souvent, en milieu de matinée, il partait pour s'entraîner.

J'avais sonné chez lui, la veille, pour lui demander s'il voulait faire un footing. Il avait dit non. Il préférait continuer à couper des planches de bois pour faire une cabane aux enfants. Cette cabane, elle lui tenait à cœur, non seulement pour les enfants mais pour la jolie démonstration qu'avec des clous, des planches et un esprit un peu bricoleur, on arrive à faire quelque chose qui se tient. Il aimait les défis, trop peut-être.

J'ai vu les images à la télé, son corps sur le ponton, les pompiers et le Samu qui s'agitaient autour de lui. Il avait été massé sur le Zodiac après qu'un ami était allé le récupérer à vingt mètres sous l'eau, inanimé. Un accident ? Et du Zodiac, ses amis de plongée avaient continué le massage jusqu'au ponton, peut-être un quart d'heure. Quelle sorte de courage fallait-il avoir à cet instant ?

« J'aimerais que tu sois là comme médecin urgentiste… »

Qu'est-ce que j'aurais fait si ce jour-là j'avais été de garde ? Mon métier, bien sûr. Les gestes, les bons gestes, les drogues, les bonnes drogues, et tout ça dans le rythme, le bon rythme pour que je me dise : il va peut-être s'en sortir, est-ce qu'on sait tout, bordel ?

Cela n'aurait sûrement pas empêché par la suite d'avoir du mal à regarder sa femme, elle surtout, sans avoir au fond des yeux et du cœur, le besoin de me justifier, d'être rassuré qu'elle ait bien compris que je n'y pouvais rien.

Soudain, je comprends toutes les culpabilités, tous ces poignards qui vous transpercent le cœur, vous triturent le cerveau, vous, les familles, les amis, les témoins, parce que de près ou de loin vous étiez là, parce que la mort nous demande toujours de rendre des comptes, d'autant qu'elle est brutale, violente, insupportable. Parce que ce n'est plus la raison qui marque en premier lieu les choses ou les faits, mais la confusion, comme si le temps et l'espace s'étaient comprimés, densifiés brusquement. Le trou noir.

Le lendemain, c'était jeudi, il a fallu retourner à l'école. Le chemin de l'école avec les enfants. Je les ai laissés marcher devant. Je savais que je ne tiendrais pas au moment de tourner après l'immeuble. Il m'attendait là, souvent, quand j'étais en retard et qu'il avait déjà mis ses enfants à l'école. Je n'ai pas tenu, non. Les sanglots me sont montés d'un coup. J'ai essayé de me cacher, de m'essuyer les yeux. Mes enfants couraient déjà en entendant sonner la cloche dans la cour. Ils se sont à peine retournés. Je leur ai fait un signe de la main. Ils étaient partis. J'ai chialé tout ce que j'ai pu, sur le retour. C'est là que j'ai le plus chialé, parce qu'un ami, c'est quelqu'un qui vous attend.

Le samedi, nous avons tous été à la morgue. Moi, je l'avais déjà vu le jour même. Mais pour le reste de la famille, c'était une épreuve, en particulier pour mes enfants qui n'avaient jamais vu de mort.

Lorsqu'on me demande, s'il faut dire les choses aux enfants ? Je dis oui. Il faut choisir son moment mais ne pas trop traîner, ça alourdit l'angoisse. Les mots les plus simples suffisent, ceux qui disent ce qui s'est passé, ce qui est arrivé, pourquoi, comment.

Lorsqu'on me demande s'il faut montrer le corps. Je dis oui s'il est « visible », en ayant bien sûr demandé avant, à l'enfant, s'il était d'accord pour le voir. Lui dire qu'on sera à côté de lui l'aide souvent à se décider.

Que mes enfants aient accepté de venir, de m'accompagner, d'être là, dans un lieu et un moment si peu réjouissant, je les ai trouvés étonnants, généreux, magnifiques, chacun exprimant leur chagrin, libres de leurs sentiments.

Chaque année, avec tes amis de l'apnée et les autres, ta femme et tes enfants, il y a sur la mer, un petit quelque chose pour dire qu'on pense à toi. C'est surtout un moment de partage, très convivial.

Pour la cinquième année, j'ai zappé. Je ne sais pas où j'avais la tête. Non, je sais, je travaillais. Les urgences, tu te souviens, tu aimais bien que je t'en parle…

Difficile de ne pas en rire jaune

Mamy Blue

Quand à midi, on est appelé pour une fausse-route dans une maison de retraite et qu'on découvre une mamie bleue, à moitié inconsciente, en train de suffoquer, on pense, *a priori*, qu'elle a avalé de travers le poireau vinaigrette ou le gros morceau de pot-au-feu. Mais quelle est notre surprise de découvrir, coincé dans sa glotte et jouant du yo-yo, un truc vert, plutôt rond, absolument pas prévu au menu.

Une fois l'objet retiré à l'aide d'une grande pince, on réalise qu'elle a piqué, depuis le matin, la boule numéro 36 du loto et qu'elle a attendu midi pour l'avaler. De quoi faire un sacré ramdam auprès de ses colocs qui se sont tapé le carton pendant des heures sans comprendre pourquoi il leur manquait toujours le même numéro.

Pour cette fois-ci, on ne dira rien. On nettoiera la boule et on la remettra discrètement avec les autres. Quant à la mamie, elle a quelques difficultés à retrouver ses esprits.

La boule en moins, elle devra tout de même aller à l'hôpital. Le cerveau ne plaisante pas. Passé un certain délai sans oxygène, le neurone a bien du mal à compter encore trente-six chandelles.

Grossesse nerveuse

Si vous saviez comme c'est étrange de rencontrer la nuit, dans la campagne, en hiver, une femme qui n'arrive pas à dormir tant son ventre la cisaille de douleurs.

Son mari patiente dehors, à côté de l'ambulance des pompiers. Il attend que je fasse un diagnostic.

En voyant la jeune femme allongée sur le brancard, je suis pris immédiatement d'un fou rire que j'essaye de cacher au mieux. L'infirmière a aussi du mal à garder son sérieux.

Nous sommes partis à l'appel pour spasmes abdominaux. Ce sont les seules informations qui nous ont été données depuis notre départ, après plus de trois quarts d'heure de route sinueuse pour rejoindre l'ambulance qui a pris la patiente en charge dans un petit village de l'arrière-pays.

Au premier coup d'œil, on comprend que la jeune femme puisse avoir des spasmes. Elle a un énorme ventre qui se déforme et bouge dans tous les sens. Elle est sur le point d'accoucher mais pas consciente d'être enceinte.

— Vous avez bien vu votre ventre grossir ces derniers mois ?

— Mon médecin m'a dit que c'était nerveux.

— Quand l'avez-vous vu la dernière fois ?

— Il y a quatre mois.

— Et vos règles ? Ça ne vous a pas alertée de ne plus les avoir ?

— J'avais des pertes.

— Votre mari ne vous a rien dit en voyant votre ventre, non plus ?

— Pas spécialement.

— Et vous avez déjà été enceinte ?

— Oui, j'ai un petit garçon.

— Quel âge a-t-il ?

— Trois ans.

— Trois ans ? Et ça suffit pour oublier une grossesse ?

— À un moment le médecin a parlé de grossesse nerveuse.

— Je veux bien, mais je crois qu'il va falloir pousser dans pas longtemps.

L'infirmière a commencé à déballer le matériel.

Vingt minutes plus tard, un enfant de trois kilos naîtra dans l'ambulance, sur une route de campagne. Il est deux heures du matin. Le père n'a pas l'air aussi surpris qu'on aurait pu s'y attendre et la mère semble plutôt contente d'avoir une petite fille dans les bras.

C'est la seule fois où j'ai vu un déni de grossesse pour une deuxième grossesse, avec un déni jusqu'au terme, ayant une telle contagion sur l'entourage proche. Quant au diagnostic du médecin traitant, plutôt surprenant ou franchement inquiétant…

Mourir de rire

Après les manœuvres de réanimation qui ont duré quarante minutes, j'annonce à la maîtresse de maison que son mari vient de décéder. Elle entend ce que je lui dis mais paraît curieusement détachée. Je lui demande alors les circonstances du malaise. Elle me détaille presque le menu, les places des invités et en arrive aux faits :

— Nous étions au milieu du repas, docteur. Mon beau-frère s'est mis à raconter ses blagues. Toujours les mêmes blagues, vous savez. C'est vrai qu'il les raconte bien mais quand on les connaît par cœur… Mon mari adore son frère. Il serait prêt à rire, même pour lui faire plaisir, quoiqu'il rie toujours de bon cœur. Bref, je ne sais pas ce qui s'est passé, mon mari ne s'est plus arrêté de rire. On ne comprenait pas.

On s'est tous regardés. Il riait puis il est devenu vraiment rouge, violet et il a commencé à bouger dans tous les sens. On aurait dit qu'il était devenu épileptique, et puis après tout raide, raide, raide. Comment il va maintenant, docteur ?

— Je vous l'ai dit, malheureusement il est mort.

— Ne me dites pas ça, docteur. Ce n'est pas possible. Pas à cause d'une blague.

— Non, pas à cause d'une blague, à cause de son cœur probablement.

— Oui, mais s'il n'y avait pas eu la blague.

— Je ne sais pas, madame, je ne peux pas vous en dire plus.

— Mais on devait partir demain en voyage pour notre anniversaire de mariage, vous pensez que ce sera possible…

Elle mettra plus d'une demi-heure pour réaliser que son mari est vraiment décédé.

En vrac

Fracassé, explosé, en kit, à la ramasse, cassé, claqué, crevé, fini.

Autant d'expressions pour résumer un état de fatigue après une garde de vingt-quatre heures. Derrière ces mots, dont la plupart visent le corps en tant qu'objet solide, compact, entier, on se représente brusquement l'image d'une fragmentation, d'un morcellement.

La métaphore est forte, mais elle impose l'idée d'une reconstruction qui doit s'opérer si ce même corps veut continuer ou repartir.

L'excès de fatigue a quelquefois des effets paradoxaux que connaissent tous ceux qui font des gardes. Le corps n'en peut plus mais l'esprit est en roue libre, rien ne l'arrête, il subit les saccades de mille pensées qui se télescopent. Il s'use, malgré lui, à reconsidérer, réétudier, ruminer telle ou telle chose, sans pouvoir abandonner l'idée qu'il faut dormir, qu'il doit dormir, qu'il ne pourra pas récupérer s'il ne dort pas, tout en ne dormant pas, bien sûr, ou alors par intermittence et très mal.

De retour à la maison, la valise est parfois pleine d'interrogations. *Je n'aurais peut-être pas dû le faire sortir celui-là. Il ne manquerait plus qu'il meure chez lui… Il me semble que j'ai oublié de vérifier l'électrocardiogramme de la nonagénaire... Est-ce que j'ai été clair pour les prescriptions de la méningite ?*

La fatigue majore, ravive, exhume l'anxiété.

Ce qui devrait être un jour de congé peut se transformer en un jour nébuleux, vaseux, confus, indéterminé où les actions les plus simples s'étirent, les décisions les plus évidentes traînent, s'essoufflent pour être finalement abandonnées, où l'envie de rien trône et nous nargue. Alors, les heures passent, et s'il fait en plus gris dehors, le doute s'insinue sur tout. Une mini-dépression déferle, un sentiment d'inutilité, bien inutile d'ailleurs, nous accable, nous désespère. On en pleurerait mais ça ne vient pas. L'hyperactivité a laissé place d'un coup à une extrême apathie dans laquelle on se sent mal, on ne se reconnaît pas. On se croirait face à un ennemi.

La fatigue est d'un potentiel inouï pour tout assombrir, élimer les nuances, exacerber les sentiments et les ressentiments, agacer, fâcher, irriter, mécontenter.

Bon sang ! Si j'arrivais au moins à fermer l'œil, un œil au moins.

Et dire qu'il va falloir y retourner demain. Il y aura le contrecoup en plus. Espérons que la nuit soit quand même moins terrible cette fois-ci.

Les médecins urgentistes ont une espérance de vie bien moindre que leurs confrères. Qui s'en étonne ? Et qui s'en intéresse ? Chacun doit y penser sérieusement.

Ne pas préserver sa santé serait un comble.

Beaucoup d'entre nous pratiquent des activités sportives, artistiques, associatives, créatives. C'est sûrement un minimum pour s'accomplir autrement que dans le travail, parvenir à s'en détacher, à se reconstituer.

Car à la fatigue physique et morale, s'ajoutent le poids des responsabilités, la prise fréquente, et souvent seul, de décisions importantes, la sollicitation permanente, les tensions entre les services, les confrères, l'administration et les administrés, les heures supplémentaires dont on ne sait ce qu'elles deviennent. Autant de problèmes qui peuvent encombrer nos esprits et consteller cruellement nos vies de famille.

Reposé, détendu, en pleine forme, épanoui, disponible, calme et tranquille.

Ce serait tellement facile de débuter ainsi chaque garde après un vrai repos. Non, on commence à peine à récupérer qu'il va falloir encore tenir vingt-quatre heures…

Coup de *speed*

La clef est dans le contact. Les portes ont claqué. Toutes les radios sont allumées.

Attachez vos ceintures, c'est parti. Le cœur, lui aussi, doit être bien attaché. Ça vaut mieux. Le gymkhana commence.

La sirène (le deux-tons) traverse la ville telle une furie. Les gyrophares lancent leurs lumières stroboscopiques au milieu d'un océan de voitures qu'on aimerait voir se fendre en deux comme pour le miracle de la mer Rouge. On se demande parfois si les automobilistes sont sourds, aveugles ou bien indifférents tellement leur inertie est déroutante, voire provocante. Personne ne s'écarte aujourd'hui. L'adrénaline monte, mêlée d'énervement. Ça n'avance pas. Et pourtant il faut continuer. C'est une succession d'accélérations, de coups de frein, de coups de volant. Comment faire autrement devant tant de petits égoïsmes ? Si les gens réalisaient au moins qu'il y a une victime au bout.

Je comprends maintenant pourquoi ça n'avançait pas. Il y a un radar au feu rouge. Les gens ne sont pas fous. Une amende et des points en moins au permis, qui a envie de prendre le risque ?

Cinq cents mètres à peine et j'ai l'impression d'avoir été déjà bien secoué. J'ai comme une petite nausée. C'est vrai que c'est l'heure de manger. Bon ! N'y pensons plus. Faut encore forcer le passage, on n'a pas d'autre choix. Le bruit du deux-tons est abrutissant à l'intérieur de la voiture et on va supporter ça pendant tout le trajet. Notre conducteur peste de ne pas arriver plus vite sur les lieux de l'intervention.

Enfin, un peu de visibilité. Je serre la main sur la poignée au-dessus de ma tête. Contractions des abdos. On va prendre de la vitesse, ça c'est sûr. C'est tout droit sur cinq cents mètres encore et puis c'est la petite route qui tourne sur la gauche, tout en haut, complètement perdue, dans une villa. Merci le GPS. Le gars a fait une chute d'un mur de trois mètres en faisant des travaux. Il est inconscient, paraît-il.

Dit comme cela, il faut s'attendre au pire, probablement un traumatisme crânien grave qu'il faudra sans doute intuber.

Les quelques minutes qui nous restent avant d'arriver sur les lieux me servent à imaginer la scène, la suite du scénario. C'est une sorte de répétition mentale, une aide pour savoir qui va faire quoi. Avec les quelques éléments du départ, on peut prévoir certaines choses…

Je distribue les rôles. Cette fois-ci, le conducteur aidera l'infirmier pour le matériel de perfusion et les drogues. Je me débrouillerai avec la valise *ventilatoire* et l'assistance respiratoire.

En se répartissant ainsi les tâches et le matériel, et en sachant comment se positionner autour de la victime, on gagne du temps et on évite, une fois sur place, les interférences inutiles entre nous.

Les trajets peuvent être aussi éprouvants par leur longueur, l'accessibilité difficile des lieux, les conditions météo, la fatigue qu'ils engendrent.

C'est un métier que de savoir conduire dans ces conditions un peu particulières, d'être toujours vigilant, de jour comme en pleine nuit, à quatre heures du matin, alors qu'on dormait à poings fermés depuis une demi-heure à peine.

La loi française ferme les yeux sur beaucoup d'infractions pour les véhicules prioritaires mais applique à la lettre le code de la route si ce même véhicule prioritaire est responsable d'un accident parce qu'il a enfreint la loi pour se rendre sur une intervention. C'est tout à fait normal. Ainsi, tant qu'il n'y a aucune conséquence, un véhicule prioritaire peut se permettre de dépasser des vitesses autorisées, de brûler des feux rouges, de doubler sur des lignes blanches pour aller plus vite. Question de prudence et de confiance.

Bien sûr en tant que passager, il nous arrive d'avoir peur, de regarder le compteur à trois fois, de jeter un œil sur le conducteur en se demandant s'il est bien réveillé, de prier pour que rien n'arrive, de se sentir comme pris en otage, de s'accrocher à sa ceinture dans les tournants trop secs, de demander à ralentir quand l'urgence nous paraît très relative dès le départ, de ne pas toujours arriver à se faire entendre d'emblée. L'important n'est-il pas d'arriver entier, frais et dispos ? Cela semble amusant à dire ainsi, mais c'est vraiment une chose importante.

Parfois, il ne faut pas craindre d'être bringuebalé, secoué, bousculé dans un sens puis dans un autre sur des routes peu carrossables, dans des chemins de terre, des pistes caillouteuses. De devoir descendre de la voiture et de marcher en plein cagnard ou dans la neige avec des valises, un scope et un respirateur pendant un kilomètre avant d'arriver en haut de la bergerie parce que l'hélico était indisponible.

Pour un même trajet, il y a aussi le temps passé dans le véhicule à imaginer ensemble ou à repenser seul le motif du départ. Je suis le même médecin mais pas le même homme face à une dame de 90 ans en détresse respiratoire dans une maison de retraite que devant l'urgence d'un nourrisson qui ne respirerait plus.

Soudain il y a une autre appréhension, l'éventualité du pire, l'horreur d'un drame, l'annonce aux parents. Alors on respire profondément, on serre un peu plus la poignée au-dessus de sa tête, on s'accroche vraiment, on se cale au fond de son dossier et on se dit que tout va bien se passer. De toute façon, on fera le maximum.

Des histoires de médecins...

Il n'y a pas mieux, dit-on, que de faire ses propres expériences.

Oui, mais...

L'expérience des autres est aussi un moteur, un sujet de réflexion. Outre les staffs, les réunions médicales où l'on peut discuter, échanger sur les cas de patients, il y a des rendez-vous plus informels, au café par exemple, à la relève de garde où des choses beaucoup moins techniques mais beaucoup plus sensibles sont dites.

« Certains jours, je me demande à quoi je sers », me disait une consœur. Et je lui répondais : « On est là, c'est tout, on fait ce qu'on a à faire consciencieusement. Ça se saurait si on était Dieu. C'est vrai qu'on est heureux quand on se sent utiles et que ça finit bien. Et pour ceux qui meurent, ma foi, malgré toutes les réanimations, je n'en sais trop rien... »

Parce que nous vivons un métier d'extrêmes, nous avons aussi des sentiments extrêmes, une façon parfois de voir la vie en mode binaire, vivant ou mort, une façon de nous ressentir utile ou inutile. C'est violent bien sûr mais c'est ce qui s'inscrit dans notre quotidien, un quotidien où nous savons pertinemment que tout peut basculer.

Nous projetons dans ce que nous voyons, dans ce que nous vivons, des instants de nos vies, des éléments familiaux, en repérant dans les histoires des patients des histoires qui nous sont proches ou qui pourraient nous arriver. Parfois nous pleurons en silence dans nos coins, mais il faut relever la tête bien vite parce que d'autres patients nous attendent.

Il y a des histoires qui marquent plus que d'autres. Parce qu'elles sont exceptionnelles, parce qu'elles apportent avec elles de fortes émotions. Ce ne sont pas des interventions que j'ai vécues mais des interventions qui m'ont été rapportées par d'autres confrères.

En les écoutant, je n'ai pu qu'imaginer ce que j'aurais fait à leur place. Mais au-delà, c'est surtout ce que j'ai ressenti, comment j'ai pu me sentir désolé, triste face au drame ou joyeux devant le succès inespéré d'une réanimation.

Voici donc quelques exemples.

L'enfant a 15 ans, il est emmené mort aux urgences après qu'un médecin pompier a tout tenté à son domicile. On ne sait pas de quoi il est décédé. Le garçon a été placé dans un box en attendant que le médecin légiste arrive. Pour un des médecins des urgences, soudain, c'est une énorme épreuve que de savoir ce garçon là. Elle a vu la date de naissance. C'est la même que celle de son fils. Et d'apercevoir ses pieds qui dépassent du drap, elle en est malade. Quand le médecin légiste conclura *mort naturelle*, elle s'opposera fermement en demandant qu'on lui fasse au moins passer un scanner cérébral. Il y a des parents, et ils ne supporteront pas de ne pas savoir de quoi leur fils est mort…

On découvrira un volumineux hématome extradural.

En reprenant l'histoire, on comprendra que la veille, à la piscine, pendant le crawl, au moment de prendre son tournant, il a frappé la tête contre le mur, que le soir il s'est un peu plaint d'un mal de crâne, qu'il est allé se coucher après un cachet d'aspirine et qu'il ne s'est jamais relevé.

Trois garçons, entre 8 et 11 ans, jouent dans un bain.

C'est le grand-père qui les découvre morts, tous les trois. Le fil du sèche-cheveux est branché à la prise près du lavabo. L'appareil est au fond de l'eau.

Bien sûr un médecin sera dépêché sur les lieux, mais voilà…

La maison a explosé. Une famille entière est morte pulvérisée. Le père venait de découvrir une grenade de la Seconde Guerre mondiale qu'il a dégoupillée dans le salon.

Pourquoi son ex-femme ne répond-elle pas au téléphone ? Il est au travail et s'inquiète. Elle devait lui dire s'il allait chercher les enfants à l'école ce soir.

La femme est infirmière. On la retrouve morte au milieu du salon avec une perfusion. Dans les deux chambres, là-haut, chaque garçon a été soigneusement endormi avec une perfusion puis étouffé sous un oreiller.

Elles sont deux et ont la vingtaine. Bien alcoolisées, en pleine nuit, elles grimpent sur le toit d'un train à l'écart d'une gare et s'approchent ou touchent une caténaire. Elles sont projetées immédiatement, brûlées au troisième degré à plus de 70 % et bien sûr électrisées. Que va être leur vie si elles ne sont pas mortes au moment où je pense à elles et à leurs parents ?

Il est médecin. Il roule tranquillement sur l'autoroute quand une énorme pierre traverse le pare-brise et atterrit sur ses genoux. L'éboulis est gigantesque et encercle son véhicule. À l'arrivée des premiers sauveteurs, il annonce qu'il va mourir dès qu'ils lèveront l'énorme pierre. Cette nuit, il a même rêvé l'accident.

Après plusieurs heures à tenter de le dégager, il mourra dans les secondes qui suivent. Son bassin était broyé mais tant que la pierre était sur lui, l'hémorragie était contenue.

Il a 80 ans. Il est inconscient et a besoin d'une assistance respiratoire. Son scanner montre une hémorragie intracérébrale importante. Les neurochirurgiens ont récusé toute intervention chirurgicale. Les réanimateurs n'en veulent pas. Il ne leur reste qu'un lit. « Laissez-le mourir », disent-ils. Deux jours plus tard, l'homme condamné à mort s'agite dans son lit et veut enjamber les barrières. À la fin de la semaine, il sortira, debout, marchant aux bras de sa famille.

Ce ne sont que quelques exemples dont la plupart malheureusement finissent tragiquement. En parallèle, il n'y a que peu de victoires sur les cas désespérés. Ce n'est pas que notre cerveau penche vers le pessimisme mais la réalité est là. À savoir qu'on nous appelle aussi alors que c'est perdu d'avance.

Je me rends compte que je suis parfois beaucoup plus impressionné par les histoires des autres que par mes propres histoires. Être acteur court-circuite l'émotionnel.

Quelquefois, vu l'urgence, c'est d'abord une veine sur un bras que l'on cherche, une glotte que l'on expose avec un laryngoscope, un thorax que l'on masse, un corps que l'on soulève prudemment et que l'on met dans un matelas coquille...

Après, seulement après, on peut prendre le temps de mettre de l'humain, du relationnel dans tout cela.

Brèves d'ambulance

Vous savez, docteur, la vie n'a pas de prix mais la mort coûte cher. Ce n'est pas pour rien qu'il y a la pub à la télé des *Assurances Prévoyances*, le matin, pour nous les vieux qui restons à la maison. Quand je mourrai, ce sera la bonne surprise pour mes enfants. Rien à payer. Voilà un beau cadeau.

Moi, je vous admire, vous faites vraiment un beau métier. Vous devez en voir de toutes les couleurs… Je ne dis pas ça parce que je suis noire. Hein ! Je vous vois rigoler.

Vous pensez que je vais m'en sortir ? Et ce truc dans le bras, avec le goutte-à-goutte, à quoi ça sert ? Moi j'ai peur, vous savez. Et quand j'ai peur, il me faut des réponses. Si vous n'en avez pas, inventez-les.

C'est mon cœur qu'on entend battre comme ça dans la machine ? Eh ben, il en fait du bruit. C'est insupportable. Y a pas un truc pour mettre sur pause.

L'infirmière appuie sur le bouton silencieux du scope qui enregistre les battements du cœur.

Non finalement ça m'angoisse. Remettez le son, c'est mieux. J'aurais l'impression d'être vivant.

Je les connais les médecins. Ils ne disent rien ou quand ils ont quelque chose à dire, on ne comprend pas. De toute façon, ils le font exprès pour ne pas nous faire inquiéter. Vous, vous êtes médecin urgentiste, vous avez tout à gagner à en dire le moins possible. Quand je serai sortie de cette ambulance, ce n'est pas vous qui vous occuperez de moi. Vous comprenez, je n'ai pas besoin qu'on me fasse peur pour avoir peur. Je suis bien placée pour dire que la maladie ça n'arrive pas qu'aux autres. Elle est là avant même qu'on le sache.

Si je vous disais que j'aimerais bien guérir avant de mourir. Il paraît qu'ils ont trouvé un nouveau traitement contre mon cancer. Un truc radical avec des anticorps qui tuent la tumeur. Après, je serai plus tranquille pour mourir dans mon lit. On peut rêver un peu, non, qu'est-ce que vous en pensez ?

J'espère que vous savez au moins où on va ? La dernière fois qu'on m'a hospitalisée, les pompiers ne connaissaient pas la clinique où on devait m'emmener. Ils discutaient entre eux pour savoir à qui il fallait demander. J'ai dû sortir mon iPhone pour leur montrer par où passer. Ça vous fait rire mais ce n'est pas rassurant. Vous vous rendez compte, heureusement que je n'étais pas mourante. Ceci dit, je n'ai pas paniqué. Oui, je suis fille de médecin. Mon père était psychiatre… Ça ne nous empêche pas d'avoir tous de l'hypertension artérielle dans la famille et d'être un peu négligents. Ce sont les cordonniers les plus mal chaussés, comme on dit.

Je n'aime pas les hôpitaux. Ça me rappelle trop de mauvais souvenirs. Papa est mort en cardio, maman en néphro, mon frère en gastro. Je me suis occupée d'eux jusqu'à la fin. Vous savez, j'aurais préféré rester à la maison. Vous êtes sûr que je fais un infarctus ? Depuis que vous m'avez mis la morphine, je me sens revivre.

Oui, c'est mon vrai nom : Monsieur Bled, celui des exercices. Ce n'est pas une blague… Je vous rappelle des mauvais souvenirs, c'est ça ? Je sais, j'ai torturé des millions d'enfants. Mais maintenant il y a prescription, j'ai 90 ans et je suis un vieux bonhomme avec un pied déjà dans la tombe et une jambe qui me fait mal depuis une semaine. Alors pitié, ne me torturez pas. Je vous promets, je ferai ce que vous dites.

Je me souviens de vous, de votre tête. Vous êtes déjà venu à la maison. Oui, c'est ça, vous êtes intervenu pour mon père. Le médecin traitant pensait à une colique néphrétique. Vous pensiez plutôt à un anévrisme de l'aorte du ventre. Et c'est vous qui avez gagné. En tout cas, il est mort. C'est la vie, malheureusement.

Excusez-moi, j'ai envie de vomir. Vous auriez quelque chose, un sac en plastique ? Ça bouge vraiment beaucoup dans cette ambulance… Qu'est-ce que vous dites, ce n'est pas l'ambulance, c'est la route qui est défoncée ? Si vous aviez un ministre à ma place sur ce brancard, je suis sûr que dès demain, il y aurait des camions remplis de goudron pour boucher les trous. Eux, ils n'ont pas ces problèmes. Quand ils se coincent le doigt, on les emmène en hélicoptère et c'est nous qui payons, bien sûr. Donnez-moi vite un sac.

Je comprends qu'on ne nous dise pas tout. Ça nous ferait mourir plus vite.

Il faut bien se dire que dans le monde où on vit, on a intérêt à ne pas être stressé. Tout est fait dans ce sens. Même votre ambulance… vous entendez le tintamarre qu'elle fait. On a le pin-pon-pin juste au-dessus de la tête. Ça ne vous perce pas les oreilles ?

L'autre jour, vos collègues sont restés la matinée sous ma fenêtre. Il y avait une fuite de gaz dans le quartier. Un tuyau percé à cause des travaux. GDF n'arrivait pas à réparer. En tout cas, vous, question gaz, vos engins ont tourné pendant des heures. Vous n'arrêtez jamais les moteurs ?

C'est effrayant ces longs couloirs dans les hôpitaux qui ne servent à rien. C'est de l'argent jeté par les fenêtres… À propos de fenêtres, vous savez qu'on ne peut plus ouvrir les fenêtres dans les chambres. Tout est à l'air conditionné. Il paraît que trop de gens se suicident. C'est sûr, ce n'est pas la bouffe qui remonte le moral.

Moi, j'aime beaucoup les pompiers. Je donne toujours pour les calendriers. Mais j'en ai marre de voir des gros camions rouges et des tuyaux. Ils pourraient faire un peu comme les rugbymen. Quand on est une femme, on a besoin surtout de tendresse.

Quiz

Ce n'est sûrement pas pour alimenter le voyeurisme, très à la mode depuis quelques années, que j'ai fait part ici de mes expériences d'urgences. Il y a beaucoup d'idées reçues sur notre profession. J'avais envie de donner une touche moins mécanique de ce qui fait notre quotidien, une touche plus humaine, je l'espère. Nous sommes loin d'être des portes blindées et ce serait très dangereux de l'être, de nous hypnotiser devant un fantasme de toute-puissance. Nous avons nos points sensibles ou fragiles qui sont des points de repère et dont nous devons être conscients pour ne pas basculer dans le *burn-out*, le surmenage, l'excès, l'aveuglement. Réagir selon des protocoles thérapeutiques préétablis ne doit pas nous faire oublier que la médecine fait d'abord appel aux sens. Bien sûr, sans connaissances, ces sens iraient dans tous les sens. La science met de l'ordre, aide aux diagnostics et aux traitements. Et c'est un privilège que d'en être les utilisateurs.

Pour nous séparer, voici un petit quiz. Juste un clin d'œil critique pour regarder autrement vos séries ou vos films préférés.

C'est un questionnaire à choix multiple. Il y a une ou plusieurs réponses possibles. À vous de jouer !

1. Quand, à la télé, le médecin s'empare des palettes du défibrillateur et décide de choquer le patient en lui délivrant de l'électricité sur le thorax, on peut voir ou entendre les choses suivantes :

A) On choque, le cœur vient de s'arrêter.

B) L'écran du scope montre un tracé plat.

C) Le médecin crie : fibrillation ventriculaire.

D) Attention, écartez-vous.

Parmi ces possibilités quelles sont celles qui dénotent une erreur de scénario ?

2. Une femme enceinte est sur le point d'accoucher. Parmi les scènes suivantes, quelles sont celles qui, dans la réalité, sont improbables mais qu'on peut observer fréquemment dans les films ?

A) La femme est sur la banquette arrière, le mari conduit la voiture à toute allure. Le véhicule est à peine sur le parvis de l'hôpital que deux hommes en blanc se précipitent avec un brancard, ouvrent la porte arrière du véhicule, récupèrent la dame et disparaissent en direction de la maternité.

B) Dans la salle d'accouchement, l'enfant vient de naître. La sage-femme tend une paire de ciseaux au père pour couper le cordon ombilical.

C) La caméra fait un gros plan sur le bébé qui vient de naître. Il est dans son couffin et il sourit.

D) Dans la chambre de la maternité, la jeune maman a son enfant au sein. Sur la table de nuit on voit aussi un biberon.

3. Nous sommes dans la rue en plein centre-ville. Le conducteur d'une moto vient d'avoir un accident très grave. Les pompiers sont sur place. Parmi ces propositions, laquelle n'est pas envisageable ?

A) Pendant que les pompiers effectuent les premiers gestes de réanimation, une autre équipe s'occupe du balisage avec des cônes orange et blanc.

B) De l'essence s'est répandue sur la chaussée, on voit un pompier, à l'arrière-plan, qui sable la route.

C) Un autre s'occupe de faire la circulation.

D) La police est maintenant sur les lieux. La famille aussi. On comprend que le motard est décédé. Le corps est mis sur le brancard des pompiers, recouvert d'un drap, puis rentré dans l'ambulance.

4. Parmi ces scènes, lesquelles sont très peu vraisemblables ?

A) Le médecin utilise un stéthoscope pour ausculter le thorax du patient qui, pendant ce temps-là, raconte ce qui lui est arrivé la semaine dernière.

B) Derrière le bureau du médecin, il y a un négatoscope qui permet d'éclairer des clichés radiologiques. Le médecin doit annoncer au patient qu'il a une tumeur au cerveau. Sur le négatoscope, on voit des radios du crâne.

C) Le patient est allongé, le médecin lui palpe le ventre et s'arrête sous les côtes à droite, en lui disant : vous buvez un peu trop, non ?

D) Le patient raconte qu'il est peut-être séropositif. Le médecin prescrit immédiatement une prise de sang.

5. Quels sont les acteurs ou personnes célèbres que j'ai pu examiner durant mes vingt ans de profession ?

A) Jacques Chirac.

B) Francis Perrin.

C) Fabien Barthez.

D) Marilyn Monroe.

E) Tous.

Réponses

1. A) et B)

Le défibrillateur est un appareil qui permet de délivrer de l'électricité. Le but de son utilisation est d'interrompre les rythmes cardiaques anormaux, notamment la fibrillation ventriculaire pendant laquelle le cœur fibrille sans contractions cardiaques efficaces, entraînant un arrêt circulatoire. Le sang oxygéné ne pouvant plus circuler.

Délivrer un choc électrique sur un cœur arrêté avec un tracé plat sur le scope, comme on le voit souvent à la télé, ne sert à rien et ne ferait que retarder le massage cardiaque qui est la seule chose à faire.

Le choc électrique, lui, sert à arrêter le cœur de façon provisoire en le court-circuitant de ses petites contractions anarchiques et inefficaces. C'est seulement une fois tous ces mouvements parasites supprimés que le cœur peut avoir une chance de repartir spontanément en retrouvant un rythme normal. La nature est plutôt bien faite.

Dorénavant quand vous verrez le médecin choquer alors que le tracé du cœur est plat, vous rigolerez doucement.

D) En effet, il ne faut pas toucher le patient au moment de la délivrance du choc. On peut recevoir la décharge électrique.

P.S. : C) Si le médecin ne crie pas, c'est mieux. C'est déjà assez stressant. L'efficacité du courant électrique délivré durant le choc n'est pas proportionnelle aux décibels vocaux du médecin ni à l'énervement ambiant.

2. A) et C)

A) À l'hôpital, il est rarissime que quelqu'un vous attende si vous arrivez par vos propres moyens. En tout cas, pas de cette façon-là, avec un personnel qui serait prêt à bondir en entendant les pneus crisser sur le parvis. C'est vraiment du cinéma…

En outre, n'allez pas penser que la prise en charge, à urgence égale, soit plus rapide si vous arrivez avec les pompiers ou une ambulance privée. C'est la gravité de l'urgence qui définit les priorités.

C) Un nouveau-né ne sourit pas avant deux mois.

B) Quand tout se passe bien, on peut en effet permettre au père de couper le cordon s'il en a fait la demande.

D) On peut allaiter et faire un complément au biberon. C'est possible mais déconseillé et surtout très rare au début. Quand on s'inquiète devant une prise de poids incorrecte de l'enfant, on doit se demander pourquoi le bébé ne peut absorber les quantités nécessaires. Ce n'est parfois qu'une mauvaise position ou une mauvaise technique de succion. Se méfier aussi de vouloir donner des tétées selon des horaires imposés ou trop réguliers.

3. D)

Quelle que soit la raison de la mort, on voit souvent à l'écran les pompiers emportant le corps du défunt, pour un accident comme pour une mort à domicile.

C'est la police qui veille au dégagement de la voie publique en faisant appel à une entreprise de pompes funèbres. Il arrive que les pompiers soient réquisitionnés dans des cas très exceptionnels par manque de moyens ordinaires. Mais en pleine ville, c'est improbable.

Par contre, les pompiers sont habilités à transporter à l'athanée un patient décédé, uniquement si celui-ci est mort dans l'ambulance, durant le trajet.

4. A) et B)

A) Entendre l'air passer dans les poumons pendant qu'un patient parle, c'est impossible. Le stéthoscope est utilisé d'abord comme un gadget pour donner une vraisemblance décorative.

B) Les radios du crâne n'ont aucun intérêt (on ne voit que les os). Seul le scanner, ou l'IRM, permet de faire le diagnostic de tumeur en visualisant le tissu cérébral.

C) Le foie est à droite, c'est déjà ça. Parfois, le médecin peut percevoir une hépatomégalie (gros foie), qui peut signer, entre autres, une consommation excessive d'alcool.

D) C'est une consultation expéditive. Le médecin est vraiment très pressé mais c'est possible… (Il a l'excuse d'une salle d'attente pleine ?)

Bien sûr, il faut interroger les patients. Le mode de contamination n'est pas à négliger. Parfois les gens se font aussi leurs films en pensant à des risques de contamination qui ne sont pas fondés.

5. E)

Ça vous étonne ?

Trois d'entre eux sont des homonymes.

Et pour la seule célébrité dont je me suis vraiment occupé, je me dois de respecter le secret médical. Ne m'en voulez pas, c'est la faute à Hippocrate.

Si vous n'aviez pas toutes les bonnes réponses, c'est normal. On peut ne pas être d'accord. Et je suis d'accord. Des points peuvent être discutés, des formulations discutables. Sachez que nous avons passé une grande partie de nos études sous le joug de ce type de questionnaire fermé.

Remerciements

À Jean-Joseph Julaud qui a su me convaincre, m'encourager, m'accompagner pour écrire ce témoignage malgré mes résistances.

À Christine Baron et Frédéric Bos, qui m'ont écouté, conseillé chacun à leur manière, avec leurs compétences.

À ceux qui, depuis longtemps, m'ont incité à écrire ce livre. Ils se reconnaîtront. Je les ai entendus mais je n'étais pas prêt.

À tous ceux qui ont été là pour m'aider sur chaque intervention : infirmières, infirmiers, personnel des urgences, du Samu, pompiers ; c'est grâce à vous que notre métier est un vrai travail d'équipe, une chaîne de secours aux moyens formidables.

Je le répète encore, ce livre n'est qu'un bout de la lorgnette. Il y a tant de choses à dire. Mais si ce livre peut éclairer certains sur ce que nous pouvons vivre, je crois que j'en serai vraiment satisfait.

Du même auteur

Chambre X, Glyphe, 2007

Le syndrome de Verne, Glyphe, 2009

Le serment de Jules, Glyphe, 2010

Nom de code Jules Verne, Glyphe, 2011

Si vous preniez de mes nouvelles, Glyphe, 2012

Via Ameglio, Glyphe, 2013